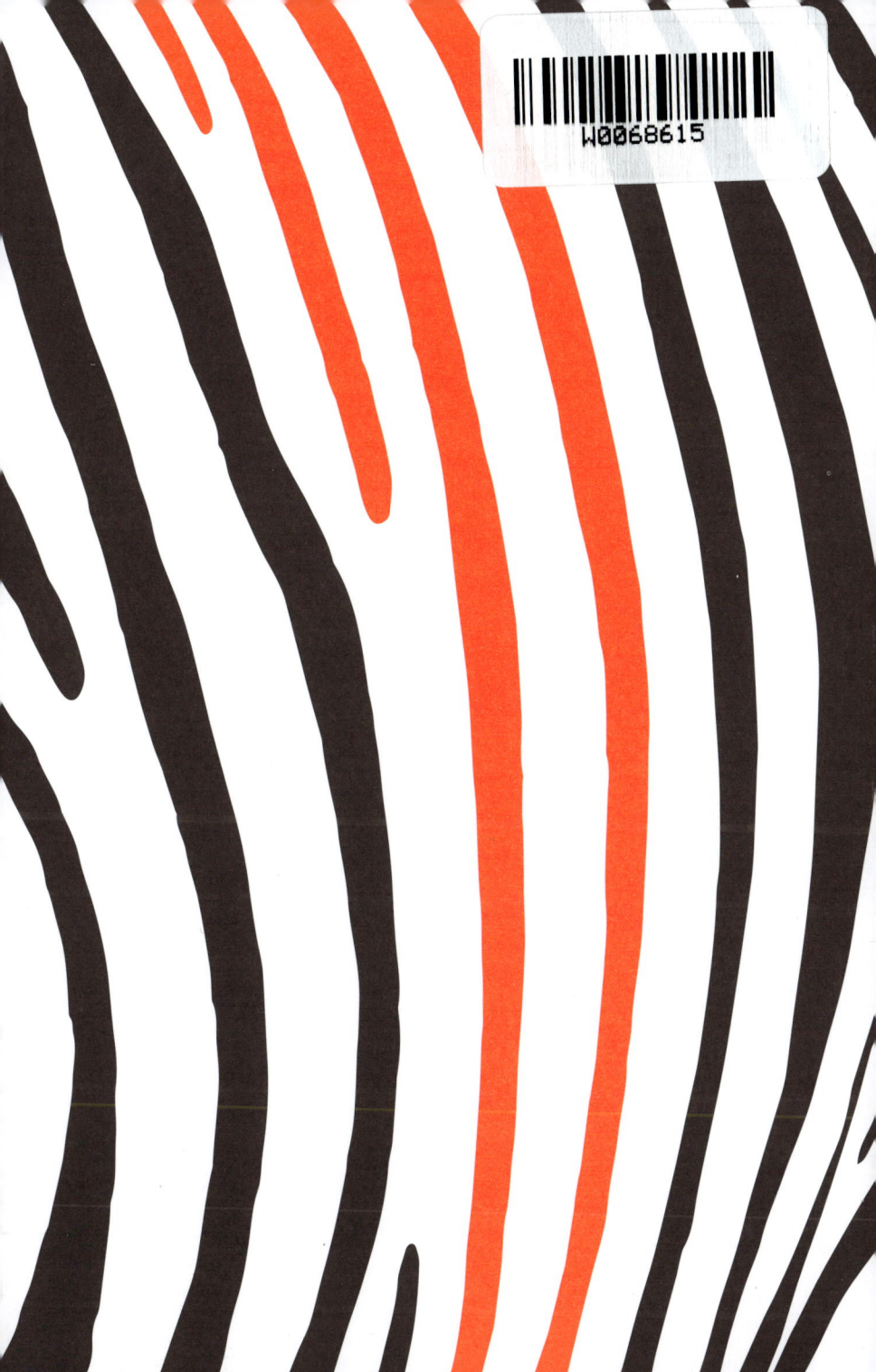

Peter Teuschel

Der Mann, der sich in die Zebrafrau verliebte

Peter Teuschel

Der Mann, der sich in die Zebrafrau verliebte

Geschichten über Menschen zwischen Wahn und Wirklichkeit

ullstein extra

Alle hier beschriebenen Geschichten entsprechen den Tatsachen.
Die genannten Personen und Orte wurden anonymisiert.
Etwaige Übereinstimmungen und Ähnlichkeiten mit lebenden Personen
wären rein zufällig. Allen Dialogen liegt ein Gespräch zugrunde, die
Niederschrift entspricht den Erinnerungen des Autors.

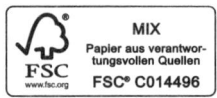

Ullstein extra ist ein Verlag der Ullstein Buchverlage GmbH
www.ullstein-extra.de

ISBN 978-3-86493-026-3

Für Irina

Inhaltsverzeichnis

Psychiatrie?
Wieso denn ausgerechnet Psychiatrie?

In diesem Buch möchte ich Ihnen Geschichten über Menschen in einer besonderen Situation erzählen: Sie alle sind psychisch krank. Aha, werden Sie sich vielleicht denken, klingt ja sehr unterhaltsam. Aber warten Sie, bevor Sie das Buch gleich wieder weglegen. Ich glaube wirklich, dass es unterhaltsam ist. Nicht in der Weise eines Panoptikums, in dem Kranke wie Freaks auf dem Jahrmarkt der Absonderlichkeiten vorgeführt und bestaunt werden. Sondern unterhaltsam durch die Art, wie diese Menschen trotz oder auch mit ihrer sogenannten »Störung« ihr Leben meistern. Wie sie clevere und unerwartete Lösungen für ungewöhnliche Probleme finden, wie sie kämpfen, hoffen, lieben.

Als Arzt und Therapeut habe ich diese Menschen auf ihrem Weg ein Stück weit begleitet, durfte helfen, Beistand leisten, vor allem aber staunen und immer wieder feststellen, wie schnell therapeutisches Wissen und praktische Erfahrung an ihre Grenzen kommen. Beispielsweise, wenn sich ein Patient in eine *Zebrafrau* verliebt. Was das sein soll? Sehen Sie, das wusste ich auch nicht. Ebenso wenig wusste ich, wie ich reagieren sollte, als mir eine Patientin berichtete, sie habe einen *Kannibalen im Ehebett*. Und was *Rache* wirklich bedeuten kann, lernt man auch nicht im Studium. Die vielleicht ungewöhnlichste Therapie meiner ganzen Laufbahn führte ich in *Helden* durch. Und das auch noch unter einem Decknamen. *Nur das Nötigste* dagegen ist die Geschichte einer Psychotherapie, die ganz normal verlief und zudem auch noch erfolgreich war. Zumindest dachte ich das nach der letzten Sitzung ... Wie man in Hypnose durch seine Traumstadt streifen kann, werden Sie in der winterlichen Geschichte *Eis* erleben. Dass auch Nonnen psychisch erkranken können, wird niemanden erstaunen. Was aber ist zu tun, wenn eine Schwester den *Orden der Liebe* gründen will?

Als Student hätte ich mir nie träumen lassen, mich einmal mit solchen Themen zu beschäftigen.

Mein Medizinstudium in München begann ich nämlich mit dem Ziel, Internist zu werden. Die »Innere« schien mir das umfassendste, vielfältigste, das faszinierendste Fach. Also entschied ich mich während des Studiums für eine Doktorarbeit in der Kardiologie. Ich arbeitete auf der Station und las einen ganzen Stapel Fachliteratur. Als ich dann mit dem Schreiben beginnen wollte, erklärte mir mein Doktorvater, er werde die Dissertation doch nicht vergeben. Das Thema interessierte ihn nicht mehr. So einfach kann es sein. Wenn man Professor ist.

Ich aber saß frustriert in der Cafeteria der Medizinischen Fakultät in der Münchner Pettenkoferstraße. Irgendwie nahm ich das Ganze persönlich. »Die Innere Medizin will dich nicht«, sagte ich mir, und aus lauter Trotz beschloss ich, die erstbeste Doktorarbeit anzunehmen, die mir unter die Augen kommen würde. Ich schaute auf und sah einen Anschlag am schwarzen Brett. »*Doktorand gesucht*« stand dort in großen Lettern. Und kleiner darunter »*für eine Dissertation in der Psychiatrie*«. So. Jetzt hatte ich den Salat.

Kurz darauf saß ich vor meiner ersten echten Krankenakte aus der Psychiatrischen Klinik. Meine Aufgabe als frischgebackener Doktorand war, den Aufnahmebefund schizophrener Patienten aus der Akte mit einigen speziellen Symptom-Dokumentationsbögen abzugleichen. Diese sollten dann statistisch nach allen Regeln der Kunst ausgewertet werden, um die Symptome der Patienten in ihrer Häufigkeit zu erfassen. Klingt nicht gerade spannend? Das dachte ich auch, aber nachdem ich für meine Arbeit etwa eintausend Akten würde durcharbeiten müssen, wollte ich nicht trödeln und fing unverzüglich an zu lesen. Als ich die erste Akte nach etwa einer halben Stunde durchhatte, war es um mich geschehen. Ich wusste plötzlich, dass ich Psychiater werden würde.

Die Patientin war von Angehörigen in die Notaufnahme der Klinik gebracht worden. Sie berichtete, der Teufel versuche, von ihr Besitz zu nehmen. Er stecke bereits in der rechten Körperhälfte, die linke sei noch frei. Sie höre ständig die raue Stimme des Teufels und rieche seinen Schwefelgeruch. Er zwinge sie auch dazu, sich mit der rechten Hand zu schlagen und zu kratzen. Obwohl sie sich dagegen wehre, habe sie mit jeder Stunde mehr teuflische Gedanken im Kopf. Bald sei sie der Antichrist und würde die Welt vernichten.

Die Krankenakten der Nervenklinik der Münchner Uni enthielten zu dieser Zeit Fotografien, die die Patienten zu Beginn der Behandlung und bei ihrer Entlassung zeigten. Die Patientin mit dem Teufel im Leib sah bei ihrer Einlieferung aus, wie man sie sich vorstellen mag: Wirre Haare, verzerrte Mimik, angstgeweitete Augen. Bei ihrer Entlassung machte sie einen gepflegten Eindruck und lächelte entspannt in die Kamera. Sie war 19 Jahre alt.

So kam ich also zur Psychiatrie. Nach ersten Jahren in der Uni-Klinik in der Nußbaumstraße in München wechselte ich nach Augsburg an das neu eröffnete Bezirkskrankenhaus. Meinen Blick auf die Psychiatrie haben diese Jahre sehr verändert. Während an der Uni die Forschung eine große Rolle spielte, war die Herausforderung in Augsburg eine ganz andere. Jede Nacht kamen Notaufnahmen, die die Kapazität der Station zu sprengen drohten. Anders als die Uni-Klinik hatte das Bezirkskrankenhaus Aufnahmepflicht, und so galt es, die Ärmel hochzukrempeln. Die Herausforderung war hier, neben dem ganzen Trubel und dem ständigen Kommen und Gehen schwer und akut kranker Patienten einen menschlichen und würdevollen Umgang zu gewährleisten.

Nach wiederum einigen Jahren bot sich dann die Gelegenheit, als Oberarzt an eine Klinik in der Nähe des Chiemsees zu wechseln. Die Klinik Inzell-Eck war eine kleine Einheit, nicht viel mehr als eine autarke Station. Vor den Fenstern grasten Kühe, und Gesprächsgruppen führten wir im nahen Wäldchen durch. Ein kleines Idyll. Nach einigen Monaten schied der damalige Chefarzt aus, und ich übernahm seine Stelle. Für mich waren das sehr schöne Jahre. Als Chef war ich nicht nur für die Behandlung der Patienten zuständig, sondern konnte auch meine Vorstellungen von Teamarbeit realisieren.

Aber auch diese Zeit ging zu Ende, und es zog mich in die Selbständigkeit und zurück in die Großstadt. Meine Ausbildung zum Psychotherapeuten hatte ich berufsbegleitend absolviert und mittlerweile abgeschlossen.

So gab ich meinen Chefposten ab und ließ mich in München nieder. Die ersten beiden Jahre arbeitete ich ausschließlich als Psychotherapeut und übernahm dann eine psychiatrische Praxis. Nach einigen Jahren als »Einzelkämpfer« gründete ich mit meiner Frau eine Gemeinschaftspraxis für Psychiatrie und Psychotherapie, in der ich bis heute tätig bin.

Warum schreibe ich *Geschichten über Menschen zwischen Wahn und Wirklichkeit*? Weil es in der Psychiatrie nicht nur um Diagnosen, Tabletten und Therapie geht. Sondern um die ewig alte und ewig junge Frage: Wie gelingt uns unser Leben? Wie vielfältig die Versuche sind, diese Frage zu beantworten, ist Inhalt dieses Buches.

Der Kuss der Zebrafrau

Er saß im Gemeinschaftsraum am Esstisch und schlief. Über seinen gestreiften Schlafanzug hatten ihm die Pfleger einen Morgenmantel gezogen, der ihm zu weit und zu kurz war. Er war unrasiert, und das Haar stand ihm wirr vom Kopf ab. Vor ihm auf dem Tisch eine Tasse Kaffee und ein Käsebrot, beides unangetastet. Ich setzte mich zu ihm und berührte ihn am Oberarm.

»Herr Meiringer?«

Er schreckte hoch. Wasserblaue Augen blickten mich aus einem müden und von Falten zerfurchten Gesicht an.

»Ja, da schau her. Voll die Kavallerie. Aber sonst passt alles?«

»Herr Meiringer, mein Name ist Dr. Teuschel. Wissen Sie denn, wo Sie hier sind?«

»Ei freilich, auf der Hochkanzel. Wie war der Name noch mal?«

Ich zeigte auf das Namensschild an meinem Kittel.

»Dr. Teuschel«, las er ab, »Jessasmarandjosef.«

»Herr Meiringer, Sie sind hier in der Psychiatrischen Klinik in München. Sie sind heute Nacht eingeliefert worden. Wissen Sie, warum?«

»Ich glaube, der Kaffee ist kalt«, sagte er und schloss die Augen wieder.

Keine halbe Stunde zuvor hatte ich die ersten Informationen bekommen. In der Morgenbesprechung hatte der diensthabende Arzt von der vergangenen Nacht berichtet. Es war insgesamt ruhig gewesen, es gab nur einen Zugang, und der war auf meine Station gekommen.

»Johann Meiringer, 79 Jahre, wird von den Sanitätern mit einem Verwirrtheitszustand bei bekannter chronischer Schizophrenie zur ersten Aufnahme im Hause gebracht, der wiederholten insgesamt. Der Patient war in den letzten Wochen durch zunehmende Unruhe aufgefallen und hatte vermehrt paranoide Befürchtungen geäußert. Nach Angaben der Betreuer im St. Ägidi-Heim habe er auch Weglauftendenzen gezeigt und sei aggressiv gewesen, wenn man ihn am Verlassen seiner Station gehindert habe. Bei der Aufnahme heute Nacht um ein Uhr war eine geordnete Exploration nicht möglich. Der Patient ist vorbehandelt mit einer Kombination aus Haldol, Fluanxol Depot, Akineton, Diazepam und Chloraldurat. Interessanterweise besteht keine Pflegschaft, offensichtlich war der Patient seit über dreißig Jahren freiwillig im Heim.«

Ende der achtziger Jahre war die Medikamentenkombination, mit der mein neuer Patient wohl über Jahre hinweg behandelt worden war, durchaus üblich, wenngleich ihre Dosis sehr hoch war. Und was damals »Pflegschaft« hieß, heißt heute »Betreuung«. Konnte ein Patient seine Angelegenheiten aus gesundheitlichen Gründen nicht mehr selbst regeln, wurde ihm ein Betreuer zur Seite gestellt, der ihn unterstützen, aber auch Entscheidungen in seinem Interesse treffen sollte. Dieser Fall klang für meine Ohren nicht sonderlich kompliziert. Ein chronisch kranker Patient, der akut an einem Verwirrtheitszustand und motorischer Unruhe litt. So etwas kann in vorgerücktem Alter schon alleine durch Flüssigkeitsmangel ausgelöst werden. Es waren einige körperliche Untersuchungen notwendig, um andere Ursachen auszuschließen. Ein paar kleinere Änderungen an der Medikation, und in ein, zwei Wochen würde der Patient wieder stabilisiert sein und könnte in sein Wohnheim zurückkehren. Ich unterdrückte ein Gähnen und freute mich auf den ersten Kaffee auf der Station.

Nach der Morgenkonferenz fragte ich meine Oberärztin, ob sie dieses Heim »St. Ägidi« kenne. Ich war damals erst seit kurzem Assistenzarzt und mit den Heimen und Einrichtungen noch nicht vertraut. Aber wirklich weiterhelfen konnte sie mir auch nicht:

»St. Ägidi? Das ist sicher kein Heim für psychisch Kranke, das würde ich kennen. Vielleicht ist es eins von den ganz normalen Altenheimen. Manchmal kommen chronische Patienten schon mit 40 und jünger ins Altenheim.«

»Echt? Aber da gibt's dann ja keine richtige Therapie, oder?«

»Das stimmt. Viele Heime nehmen diese Patienten gerne auf, weil sie keine Mühe machen und körperlich noch einigermaßen gesund sind. Das ist eigentlich ein Unding, aber leider nicht so selten.«

Zurück auf meiner Station ordnete ich für meinen neuen Patienten eine engmaschige Überwachung an mit Puls- und Blutdruckmessungen und einer sogenannten Einfuhr-Ausfuhr-Kontrolle. Das Pflegepersonal sollte genau Buch führen, wie viel Flüssigkeit Herr Meiringer zu sich nahm und wie viel er ausschied. Dann nahm ich Pfleger Mirko zur Seite:

»Herr Grubisic, wenn der neue Patient wieder etwas wacher ist, schauen Sie doch bitte, ob Sie ihn in die Wanne bekommen. Ich glaube, etwas Körperpflege würde ihm guttun.«

»Hab ich schon ausgemacht mit dem Herrn, Herr Doktor. Hab ich gesagt, dass wir Rasur machen und bisschen Kopfmassage. Hat er gemeint, soll ich ihn schön machen für Rendezvous. Glaube ich, ist netter Kerl.«

Bis zur Visite, die ich immer pünktlich um zehn Uhr begann, blieb noch etwas Zeit, und ich beschloss, gleich mal im St. Ägidi anzurufen. Ich stellte mich als behandelnder Arzt aus der Nervenklinik vor und erkundigte mich, was in der vergangenen Nacht eigentlich genau passiert sei. Nach einigem Warten wurde ich mit der Station verbunden, genauer gesagt mit einer Frau Bauch, die schon auf meinen Anruf gewartet zu haben schien.

»Mei, der Herr Meiringer! Mei, wie geht's ihm denn? Des kenn ma ja gar ned von ihm so was. Der war heit Nacht richtig narrisch, der hat si gar nimma beruhigen lassen. Die Traudl hat heit früh gsagt der war so narrisch, unglaublich, so kenn ma den gar ned. Weil sonst is der a ganz a Ruhiger, a gaaanz a Ruhiger, wissens. Aber heit Nacht, da muss der so narrisch worn sein, i mein, i habn ja ned gsehn, i bin ja scho seit zwanzg Joah nimmer in da Nacht da herin. Des hab i einfach nimma packt mit dera Schichtoabeit, i bin ja a nimma die Jüngste wissns. Aba die Traudl, des is unsa Nachtschwesta, die hat heit früh gsagt, so hatsn Herrn Meiringer noch nie erlebt. Mei, wie geht's ihm denn? Und wer sand jetzt Sie noch mal hams gsagt?«

18

Dieses Gespräch würde also länger dauern als geplant. Ich verschob den Beginn der Visite im Geiste schon mal um mindestens fünfzehn Minuten.

Immerhin erfuhr ich von der letztlich ganz reizenden Frau Bauch einiges über meinen neuen Patienten. Er war tatsächlich Anfang der 1960er Jahre nach St. Ägidi gekommen. Warum er mit Ende 40 nicht in eine betreute Einrichtung für psychisch Kranke aufgenommen wurde, sondern in ein Alten- und Pflegeheim (die Oberärztin hatte also recht gehabt), konnte sie mir auch nicht sagen. Zu seiner Diagnose meinte sie im Flüsterton: »Also der hat's scho mit den Nerven, Herr Dokta, des muss ma scho sagn, mei, des macht ja nix, da kanna ja nix dafüa, aba mit den Nerven hatta's scho.«

Behandelt worden war Herr Meiringer in den letzten dreißig Jahren von einem Hausarzt, der alle Bewohner des Altenheimes betreute. Offensichtlich hatte der Kollege die Medikation über all die Jahre immer weiter fortgeführt mit gelegentlichen Anpassungen der Dosis:

»Mei, so alle drei, vier Jahre hat er scho a bissl mehr braucht von seine Medikamente, der Herr Meiringer. Warum woaß i a ned, des fällt ja unter die Schweigepflicht, wissens.«

Es gäbe ein paar alte Arztbriefe von stationären Aufenthalten vor seiner Aufnahme im St. Ägidi, die wollte Frau Bauch mir schicken (»mir ham scho a Faxgerät, aba des is scho lang kaputt und so richtig brauch mas ja ned, wissen's.«)

Bei der Visite war Herr Meiringer immer noch sehr schläfrig, was wohl an der Akutmedikation lag, die er vom Dienstarzt erhalten hatte. Vielleicht war auch die Aufregung der letzten Nacht zu viel für ihn gewesen.

»Dreißig Jahre im Altenheim«, dachte ich mir, als ich ihn friedlich in seinem Bett liegen sah. Was er mir wohl über sein Leben in diesen Jahren erzählen würde?

Am Nachmittag holte ich Herrn Meiringer dann in mein Zimmer. Pfleger Mirko hatte ganze Arbeit geleistet. Vor mir saß, frisch rasiert und frisch gescheitelt, ein sehr großer und sehr dünner Mann. Trotz seiner 79 Jahre war sein Haar nur an den Schläfen ergraut. Er trug immer noch den albern wirkenden Morgenmantel.

»Herr Meiringer, ich soll Sie von Frau Bauch grüßen.«

»Ja, die Julia. Hat die mich hergebracht?«

»Nein, Sie sind mit den Sanitätern gekommen. Können Sie sich nicht mehr erinnern?«

»Nix weiß ich mehr. Doch, mit der Traudl hab ich gestern Abend noch geredet. Aber warum muss ich denn ins Krankenhaus? Bin ich gestolpert?«

»Wieso gestolpert?«

»Könnt ja sein.«

»Sind Sie in letzter Zeit öfter gestolpert?«

»Nein, noch nie. Warum sollte ich denn öfter gestolpert sein?«

»Hm. Ist es Ihnen vielleicht in den letzten Wochen gesundheitlich sonst irgendwie schlecht gegangen?«

Er grinste mich an.

»I'm absolutely sane.«

»Aha. Warum reden Sie jetzt englisch?«

»Na, das ist doch auf Englisch.«

»Was ist auf Englisch?«

»I'm absolutely sane. Das ist doch englisch.«

»Ja klar ist das englisch. Aber warum sagen Sie mir das jetzt auf Englisch und nicht auf Deutsch?«

»Wie soll ich denn das auf Deutsch sagen, wenn es englisch ist?«

»Okay. Herr Meiringer, Sie sind jetzt hier in der Nervenklinik. Die Sanitäter haben Sie hergebracht, weil Sie im Heim sehr unruhig waren und immer wieder nachts raus wollten. Können Sie sich daran noch erinnern?«

»Ja, natürlich. Aber die wollten mich nicht rauslassen. Da hab ich dann geschimpft.«

»Warum wollten Sie denn raus?«

Er blickte zu Boden. Dann rieb er sich mit der rechten Hand von der Stirn über das Gesicht bis zum Kinn, wieder und wieder.

»Wann darf ich denn wieder zurück?«

Er wollte mir nicht sagen, was ihn nachts aus dem Heim trieb.

Ich führte noch einige Standarduntersuchungen durch und vergewisserte mich, dass mein neuer Patient örtlich, zeitlich, situativ und zur Person orientiert war. Johann Meiringer konnte mir sagen, wo er sich befand und welches Datum wir hatten. Er wusste, dass es sich um ein Arzt-Patienten-Gespräch handelte und wer er selbst war. Am Ende des Gespräches fragte ich: »Heute früh, als Sie noch ein bisschen verschlafen waren, sagten Sie, Sie wären auf einer Hochkanzel. Wissen Sie noch, was Sie damit gemeint haben?«

»Die Hochkanzel? Hab ich das gesagt? Ihnen hab ich das gesagt? Ja, so was.«

»Aber was bedeutet denn das mit der Hochkanzel?«

»Na, das Gegenteil.«

»Das Gegenteil wovon?«

»Von Abkanzel.«

»Was ist denn Abkanzel?«

»Ich bin das. Aber jetzt nicht mehr.«

Es war nicht leicht, seinen Gedankengängen zu folgen. Sie waren verwinkelt und verschroben. Patienten mit einer jahrelangen Psychose weisen oft diese Eigentümlichkeiten im Denken auf. Mir schien es aber wichtig, hinter die Fassade meines neuen Patienten blicken zu können. Ohne dass ich wusste, warum er nach all den Jahren plötzlich nachts das Heim verlassen wollte, würde ich ihm nicht helfen können.

Wir einigten uns darauf, dass er einige Zeit auf der Station bleiben würde. Ich erklärte ihm, dass ich vermeiden wollte, dass es im Heim wieder zu unschönen Szenen käme, die dann zu einer erneuten Einlieferung in die Klinik führen würden. Grundlage für die Unterstützung sei aber gegenseitiges Vertrauen und Offenheit. Er antwortete, indem er sich wieder von der Stirn bis zum Kinn rieb. Eine Verlegenheitsgeste, aber auch eine der sogenannten psychomotorischen Auffälligkeiten, die bei Patienten mit einer langjährig bestehenden Schizophrenie häufig zu beobachten sind.

Danach rief ich den Hausarzt an, der Herrn Meiringer die ganzen Jahre über im Heim betreut hatte. Er war über die Aufnahme des Patienten sehr verwundert. Obwohl tatsächlich alle zwei, drei Jahre die Medikation erhöht werden musste, weil Herr Meiringer gelegentlich Anzeichen von Unruhe gezeigt habe, sei er doch nie böse oder aggressiv geworden. Der Kollege konnte mir nicht recht erklären, was diese »Anzeichen von Unruhe« eigentlich gewesen waren. Mir schien es, als habe er vor allem auf die Angaben der Betreuer im Heim vertraut, sich aber nicht allzu häufig die Mühe gemacht, mit seinem Patienten selbst zu reden. So war es über die Jahre zu einer immer höheren Dosierung von antipsychotisch wirksamen Mitteln, aber auch von Beruhigungsmitteln, gekommen. Ich fragte mich, ob diese hohe Dosis wirklich nötig war. Oder müsste ich sie gar noch weiter erhöhen als Reaktion auf die Vorkommnisse der zurückliegenden Nacht?

Am Abend besuchte ich Herrn Meiringer noch einmal in seinem Zimmer. Mir war ein Verdacht gekommen.

»Wie war das denn in den letzten Jahren mit Ihren Medikamenten, Herr Meiringer? Warum wurde denn die Dosis immer mehr erhöht?«

»Ja, das ist Theorie und Praxis.«

»Und was ist die Theorie und was die Praxis?«

»In der Theorie kann man nicht leben. Oder glauben Sie das?«

»Und was heißt das jetzt für die Medikamente?«

Keine Antwort, dafür wieder die Handbewegung.

»Folgendes Problem, Herr Meiringer: Wir müssen ja die Medikation erst mal fortführen, bis wir wissen, warum es Ihnen überhaupt schlechter geht. Wenn ich jetzt von der letzten Dosierung ausgehe, aber Sie haben vielleicht im Heim weniger genommen als verordnet, dann wäre die Dosis viel zu hoch für Sie. Haben Sie Ihre Medikamente immer eingenommen?«

»Die hat die Nachtschwester ausgeteilt. Für den Abend und den nächsten Tag.«

»Hm. Manche Patienten vergessen die Einnahme der Tabletten. Hin und wieder. Kann es sein, dass Ihnen das auch mal passiert ist?«

Er hörte auf mit dem Reiben. Dafür strich er sich jetzt die Haare nach hinten. Wieder und wieder.

»Ja, das wäre schon blöd, wenn jetzt die Dosis zu hoch wäre«, murmelte er dann.

»Vergessen oder absichtlich nicht genommen?«

»Ich bin ja nicht deppert. Ich vergess doch nix.«

»Haben Sie weniger eingenommen oder gar nichts mehr?«

»Nichts mehr. Nur die Spritze halt, die ich alle zwei Wochen bekommen habe.«

Jetzt war es also raus. Mein neuer Patient hatte die Tabletten, die ihm die Nachtschwester in sein Zimmer gebracht hatte, verschwinden lassen. Je nachdem, wie lange er das praktiziert hatte, war er wohl deutlich unterdosiert. Das erklärte möglicherweise sein Verhalten. Blieb nur die Frage nach seinen Beweggründen.

»Wenn ich Ihnen das sag, versprechen Sie mir dann, dass wir es ohne Medikamente machen?«

»Das kann ich Ihnen schlecht versprechen. Ich kenne Sie ja erst seit heute, aber die meisten Patienten mit einer Psychose sind auf die regelmäßige Einnahme von Medikamenten angewiesen. Aber wenn ich wüsste, warum Sie die Tabletten nicht mehr nehmen wollten, könnten wir vielleicht einen Kompromiss finden. Hatten Sie denn Nebenwirkungen?«

»Ein Kompromiss, ein Kompromiss, ein Kompromiss. Wissen Sie, wie alt ich bin? Ein Kompromiss, das geht doch jetzt nicht mehr.«

»Was hat das denn mit Ihrem Alter zu tun?«

»I've nothing much to offer.«

»Nothing much to offer? Wem sollten Sie denn etwas bieten?«

Plötzlich packte er mich am Arm, so dass ich erschrak.

»Ich bin 79. Ich leb nicht mehr ewig. Wenn ich sie jetzt nicht finde, dann geht nix mehr.«

»Erzählen Sie. Wen wollen Sie finden?«

»Na, die Zebrafrau!«

»Welche Zebrafrau denn bitte?«

»Ich zeig Sie Ihnen, wenn Sie wollen. Aber bei mir zu Hause.«

»Im St. Ägidi-Heim? Wohnt da die Zebrafrau?«

Er bedachte mich mit einem mitleidigen Blick.

»Natürlich nicht. Sonst müsste ich ja nicht raus und nach ihr suchen.«

Allmählich wurde die Sache etwas klarer.

»Aha, Sie wollten also nachts aus dem Heim raus, um die Zebrafrau zu suchen. Aber wer ist denn das, diese Zebrafrau? Ich hab noch nie von einer Zebrafrau gehört.«

»Weil Sie die Videos nicht schauen.«

»Welche Videos?«

Herr Meiringer starrte an mir vorbei und murmelte leise vor sich hin. Von einem auf den anderen Moment hatte er sich wieder völlig in sich zurückgezogen. Das Gespräch war beendet.

Ich ordnete noch die Medikation für meinen neuen Patienten an, wobei ich eine mittlere Dosierung wählte, nachdem unklar war, wie lange er seine Tabletten schon nicht mehr genommen hatte.

Am nächsten Tag kamen die Kopien der alten Arztbriefe an. Frau Bauch vom St. Ägidi-Heim hatte ganze Arbeit geleistet.

Insgesamt war Johann Meiringer vier Mal im Bezirkskrankenhaus gewesen. Die erste Aufnahme erfolgte im Alter von 23 Jahren. Er blieb fast ein halbes Jahr in der Klinik. Der Arztbrief war ein handschriftliches Dokument aus der Geschichte der Psychiatrie. In den 1930er Jahren standen noch keine der erst ab etwa 1950 entwickelten antipsychotisch wirksamen Substanzen zur Verfügung. Die Psychiater arbeiteten damals zwar schon mit einer sinnvollen und in Grundzügen bis heute gültigen Einteilung psychischer Erkrankungen und konnten aufgrund ihrer Beobachtungen und der Gespräche mit dem Patienten eine Diagnose stellen. Für die Behandlung aber mussten sie auf aus heutiger Sicht archaische Therapieformen wie Schlafkuren und die Insulin-Schock-Behandlung zurückgreifen.

Was für eine frustrierende Zeit musste das gewesen sein, Krankheiten zwar erkennen, aber nicht vernünftig behandeln zu können! Anhand dieser alten Arztbriefe wurde mir noch einmal deutlich, dass in meinem Geburtsjahr 1959 die Psychiatrie gerade erst begonnen hatte, ihr pharmakologisches Niemandsland zu verlassen und zu einer ernsthaften medizinischen Disziplin zu werden.

Der Mangel an Behandlungsmöglichkeiten hatte damals das Augenmerk auf die genaue Beschreibung der Störungsbilder gelenkt, und so bekam ich mit den Briefen eine detaillierte Schilderung der Symptome des jungen Johann Meiringer.

In erster Linie hatte er an schrecklichen Angstzuständen gelitten. Vor der ersten Aufnahme in die Klinik war er auf das Dach des Hauses geklettert, in dem er bei seinen Eltern lebte. Dorthin war er geflohen, weil er sich von furchterregenden Dämonen und Schatten verfolgt gefühlt hatte. Diese hätten ihm angedroht, ihn in die Hölle zu verschleppen. Er hatte ihre Stimmen gehört (»ganz nah am Ohr«) und ihren Schwefelgeruch wahrgenommen. Auch die erste Zeit in der Klinik hatte er diese Wahnvorstellungen und Halluzinationen nicht ablegen können. Wo wir heute mit wirksamen Medikamenten gezielt solche Symptome bekämpfen können, konnte damals nur sichergestellt werden, dass Johann Meiringer in seiner Panik nicht sich selbst oder andere in Gefahr brachte, zumal er nicht selten in Mitpatienten und Personal seine Dämonen zu erkennen glaubte.

Im Laufe des Aufenthaltes in der Klinik war er dann ruhiger geworden und bei seiner Entlassung war der Wahn ebenso verschwunden wie die Halluzinationen. Aber Johann Meiringer war nicht mehr derselbe. Während er in gesunden Tagen aufmerksam und interessiert einer Ausbildung nachgegangen war und am Tagesgeschehen Interesse gezeigt hatte, so erschien er jetzt müde, er zog sich zurück und wirkte durch seine oft unverständlichen Bemerkungen wunderlich. So vergingen einige Jahre, in denen der Patient zu Hause bei den Eltern einigermaßen zurechtkam. Einer anspruchsvollen Arbeit hatte er nicht mehr nachgehen können, er schien zunehmend abzustumpfen und in seiner eigenen Welt zu leben. Dieser Zustand, früher sehr unschön als »schizophrener Defekt« bezeichnet, ist eine der gefürchteten Entwicklungen bei einer Psychose.

Glücklicherweise ergeht es nur manchen Patienten wie Herrn Meiringer, bei anderen heilt das Krankheitsbild aus oder verursacht nur geringe Folgeschäden.

Nach einigen Jahren in diesem reduzierten, aber stabilen Zustand brach die Krankheit bei Johann Meiringer stets wieder aus. Seine Symptome waren immer die gleichen: Wahneinfälle, Stimmenhören und vor allem die schreckliche Angst, in die Hölle verschleppt zu werden. Beim dritten und vierten Aufenthalt in der Klinik wurde er dann bereits auf antipsychotisch wirksame Medikamente eingestellt, die die Dauer seiner stationären Behandlung verkürzten. Ende der sechziger Jahre verließ er die psychiatrische Station zum letzten Mal. Erst dreißig Jahre später musste er wieder in die Klinik und lag jetzt in Zimmer 302 auf meiner Station.

Nach der Lektüre der Arztbriefe war ich sehr nachdenklich. Mich berührte die Begegnung mit dieser Epoche der Psychiatrie mehr, als ich gedacht hatte. Außerdem stellte ich mir die Frage, wieso mein Patient nach dreißig Jahren kontinuierlicher Einnahme der Medikamente plötzlich beschlossen hatte, zu tricksen und die Pillen verschwinden zu lassen. Was hatte es mit dieser »Zebrafrau« auf sich? Aus den alten Briefen wusste ich, dass Johann Meiringer nie geheiratet hatte, auch eine nichteheliche Beziehung war nirgendwo erwähnt. Offensichtlich hatte er nie eine Partnerin gehabt. Ich konnte mir sein Leben im Altenheim St. Ägidi immer weniger vorstellen. Was tut man dreißig Jahre in so einem Heim, unter all den Senioren? Zurückgezogen und nur im Kontakt mit den Schwestern und Pflegern? Es gab keine Verwandten, und von Frau Bauch wusste ich, dass Herr Meiringer nie Besuch gehabt hatte. Mir wurde klar: Auch wenn ich ihn nur in der Klinik behandeln würde, so wollte ich doch sehen, wie dieser Mensch lebte, wo er Tag für Tag erwachte, seine Zeit verbrachte und sich am Abend wieder zum Schlafen hinlegte.

Obwohl er das zuletzt ja nicht mehr getan hatte. Die ominöse Zebrafrau hatte ihn verwirrt, ihn dazu gebracht, die Krankenschwestern zu täuschen und zu versuchen, nachts aus dem Heim auszubüchsen.

Ich besprach meinen Plan, das Zimmer von Johann Meiringer anzusehen, mit der Oberärztin. Sie hielt es für eine gute Idee, zumal ich ihr von der Zebrafrau erzählt hatte, die der Patient mir zeigen wollte.

»Geht der Wahn denn schon etwas zurück?«, fragte sie.

Ich konnte das nicht beantworten, denn mein Patient wollte nicht mehr über die Zebrafrau sprechen, bis ich sie gesehen hatte.

»Was mir seltsam vorkommt, ist, dass er jetzt von einer Zebrafrau spricht und es früher immer diese Dämonen waren. Außerdem hat er jetzt keine Angst, sondern ist lediglich unruhig und antriebsgesteigert«, sagte ich.

Wir diskutierten eine ganze Weile über diesen doch ungewöhnlichen Verlauf, und auch die Oberärztin konnte sich an keinen Patienten erinnern, der nach einer so langen Zeit der Stabilität wieder psychotisch geworden war.

»Aber schließlich hat er die Tabletten nicht mehr genommen, da musste die Krankheit wohl wieder ausbrechen. Jetzt schau dir mal die Zebrafrau an, dann wissen wir auch, warum er die Medikamente abgesetzt hat«, schloss sie mit einem Augenzwinkern.

Den Besuch im Heim planten wir mit Herrn Meiringer für die Woche danach. Wir wollten sicherstellen, dass er in einem stabilen Zustand war und keine allzu große Unruhe zeigte.

Allen versicherungsrechtlichen Bedenken zum Trotz hatte ich beschlossen, dass wir mit meinem Privatwagen zum Heim fahren würden. Am vereinbarten Tag war ich selbst richtiggehend aufgeregt. Ich hatte noch nie einen Patienten in sein häusliches Umfeld begleitet. Herr Meiringer selbst war voller Freude. Er schien begeistert zu sein von der Aussicht, mir sein Zimmer und die Zebrafrau zeigen zu können. In den Tagen zuvor hatte er sich immer mehr geöffnet, und ich konnte die Einschätzung von Pfleger Mirko »ist netter Kerl« nur bestätigen. Waren die Gespräche mit Johann Meiringer wegen dessen verschrobener Ausdrucksweise zwar schwierig, so schien er doch ein herzensguter Mensch zu sein, der auf Zuwendung und Interesse an seinen Themen mit großer Dankbarkeit reagierte.

Auf der Fahrt war ich drauf und dran, ihn nach den dreißig Jahren im Heim zu fragen. Aber wie formuliert man so etwas? Na, wie waren denn die letzten dreißig Jahre so? War das nicht verlorene Lebenszeit? Wurde das nicht irgendwann einmal langweilig? Ging alles nicht, also hielt ich den Mund und konzentrierte mich auf den Verkehr.

Im Heim angekommen, statteten wir zunächst Frau Bauch einen Besuch ab. Sie fand es »ganz herzig«, dass ich Herrn Meiringer begleitete, und tat dies auch mehrfach kund. Die Einladung zu Kaffee und Kuchen schlug ich aus, und so standen mein Patient und ich kurz darauf vor seinem Zimmer. Die Gänge in dem sauberen, aber alten Gebäude aus den 60er Jahren waren still. Ich wunderte mich, dass an der Decke normale Lampen hingen anstatt der Neonröhren, die ich erwartet hatte. Das Licht war dadurch nicht so grell, hatte aber einen leichten Gelbstich. Die Wände waren weiß gestrichen, am Boden braune Auslegware.

Johann Meiringer öffnete die Tür und lud mich mit einer schwungvollen Armbewegung in seine Räumlichkeiten ein.

Das Zimmer war größer, als ich gedacht hatte. Es bot Platz für ein Sofa, zwei Sessel und eine Schrankwand. In einer Ecke eine abgetrennte Küchenzeile, in einer anderen ein Bett. Mein erster Eindruck war: braun. Alle Möbel hatten eine bräunliche Färbung, vom dunklen Ocker der Sofakissen bis hin zur fast schwarzen Tönung der Schrankwand. Auch die Küchenzeile war braun, die Griffe der Hochschränke dunkel beige. Schwere braune Vorhänge vor dem einzigen Fenster. Alles war so ordentlich aufgeräumt, dass man den Eindruck haben konnte, das Zimmer sei unbewohnt.

»Kommen Sie. Setzen Sie sich hier hin.« Johann Meiringer dirigierte mich auf das Sofa. »Da sehen Sie am besten.«

Ist man das erste Mal bei jemandem zu Gast, ist es wohl Sitte, sich lobend über die Räumlichkeiten oder die Einrichtung zu äußern, aber ich wollte nicht lügen. Ich fand das braune Zimmer bedrückend. Die Tatsache, dass jemand hier seine letzten dreißig Jahre verbracht hatte, erschien mir nun, da ich vor Ort war, noch unglaublicher. Aber mein Patient erwartete offenbar gar keine Höflichkeiten von mir. Er öffnete eine Tür in der Schrankwand, hinter der sich ein kleiner Fernseher befand. In einer Klappe unter dem Gerät stand ein VHS-Recorder. Nach und nach öffnete Johann Meiringer jetzt auch die anderen Türen der Schrankwand. In allen Fächern lag das gleiche: Videokassetten.

»Unter dem Bett habe ich noch eine Kiste«, sagte er und grinste mich an.

»Oh. Wie viele sind das?«

»Gezählt hab ich sie noch nicht. Weil ich hab ja noch Platz. Aber auf allen ist Musik. Videomusik. Die hab ich selber aufgenommen.«

Stolz zeigte er mir seine Sammlung. Alle Kassetten steckten in Hüllen, akkurat beschriftet mit den Titeln der Videoclips und genauen Zeitangaben. Die meisten Aufzeichnungen stammten aus der Sendung *Formel eins*, was ebenfalls vermerkt war.

»Früher gab es Musik ja nur zum Hören, aber seit ein paar Jahren schau ich immer Videos. Nur von eins bis drei ist Hausruhe. Da mach ich für zwei Stunden aus.«

»Aha. Ist das Ihr Hobby, das Videoschauen?«

»Nein, mein Hobby ist Spazierengehen. Am Wochenende gehe ich spazieren. Aber ich freu mich da immer schon auf Montag, wenn ich wieder Videomusik schaue.«

»Wie oft schauen Sie denn Videos an?«

Er blickte mich an, als hätte ich nichts verstanden.

»Na, immer«, sagte er.

Tatsächlich stellte sich heraus, dass Johann Meiringer seit Jahren in diesem Zimmer saß und Videos schaute, stundenlang, unentwegt. In der Mittagspause hielt er seinen Mittagsschlaf, und am Wochenende ging er draußen spazieren. Aber sonst schaute er Videos. Und zwar ausschließlich Musikvideos. Er bekam nie Besuch in seinem braunen Zimmer, und die beiden Sessel benutzte er nur, um seine Kassetten darauf zwischenzustapeln. In früheren Jahren hatte manchmal eine der Schwestern oder ein Pfleger mit ihm Musikvideos geschaut, aber das war schon lange her. Denen wäre es wohl zu langweilig geworden, vermutete er, und aus seinem leichten Kopfschütteln schloss ich, dass er das nicht nachvollziehen konnte.

Mittlerweile war es später Nachmittag und draußen wurde es allmählich dunkel. Es nieselte, und der Blick aus dem Fenster auf die schon fast kahlen Bäume verstärkte noch die trübe Stimmung, die sich bei mir eingestellt hatte. Das Zimmer kam mir jetzt doch klein vor, viel zu klein. Aber mein Gastgeber war bester Dinge und erzählte von Aufnahmen, auf die er besonders stolz war. Er redete über die verschiedenen Interpreten und erklärte mir, warum er manche gern hatte und andere nicht so gut fand.

»Und jetzt zeig ich Ihnen den Bowie.«

Er legte ein Band ein, setzte sich neben mich auf das Sofa und startete das Video.

Es war, als hätte jemand die triste Herbststimmung draußen vor dem Fenster auf den Bildschirm gezaubert. Eine Schwarz-Weiß-Aufnahme. Es war dunkel, es war feucht. Einige einleitende Takte. Dann ein Mann im Trenchcoat, der durch die Dunkelheit geht. Auf einer Brücke bleibt er stehen und zieht eine Zigarettenschachtel aus der Manteltasche. Die Marke heißt Zebra. Keine Zigarette mehr drin. Der Mann ist David Bowie. Enttäuscht und frustriert blickt er direkt in die Kamera. Dann zerknüllt er die Schachtel und wirft sie über die Brücke.

Ich hatte das Video früher schon einmal gesehen, ihm aber keine große Beachtung geschenkt. Es war eins von Bowies schwächeren Liedern, wie ich damals fand. Es hieß *Absolute Beginners*, absolute Anfänger. Was mich in diesem Moment auf dem ockerbraunen Sofa von Johann Meiringer aber mit einem Mal stutzen ließ, war die große Ähnlichkeit, die mein Patient mit David Bowie hatte. Ich blickte ihn von der Seite an. Vom Alter her hätte er der Vater des Sängers sein können, aber eben auch vom Aussehen. Schmal, schlaksig, mit markanten Gesichtszügen.

Abrupt stoppte das Video. Mein Patient sah mich an.

»Jetzt wissen Sie es also.«

»Was weiß ich?«

»Das mit den Tabletten.«

Ich schaute ihn fragend an.

»Na ja, der Bowie. Man soll das nicht nehmen, das künstliche Zeug. Der zerknüllt das doch. Und er hat recht. Sonst kommt doch die Frau nicht.«

Er erklärte mir, David Bowie habe in dem Video für ihn eine Botschaft hinterlassen. Mit dem direkten Blick in die Kamera habe er ihm mitgeteilt, dass jetzt etwas Besonderes, etwas ungeheuer Wichtiges für ihn folgen werde. Das Zerknüllen der Zigarettenschachtel sei das Signal für ihn, Johann Meiringer, gewesen, keine Medikamente mehr zu nehmen. Die Tabletten seien nur chemische Ablenkungsmanöver vom echten Leben. Und indem Bowie die Schachtel Marke Zebra wegwerfe, mache er den Weg frei für die echte Zebrafrau.

Johann Meiringer war aufgeregt. Wieder drückte er meinen Arm.

»Verstehen Sie, Herr Doktor! Die Tabletten machen nur künstliche Stille. Die Dämonen sind doch längst weg. Ich bin doch gesund. Ich bekomme immer nur künstliche Zebras, wenn ich die Pillen nehme. Aber das ist doch nicht das echte Leben.«

Ich war verwirrt und verstand nur die Hälfte. Auch machte ich mir Sorgen, ob mein Patient nicht allmählich etwas zu unruhig wurde.

Wir schauten weiter. Am Automaten bekommt Bowie keine Zigaretten, weil die Schublade klemmt. Stattdessen taucht hinter ihm ein Gesicht auf.

Die Zebrafrau.

Würde man eine Frau in einem heutigen Video so zeigen, könnte man mit Vorwürfen wegen sexistischer Darstellung rechnen. Aber damals stieß sich offenbar niemand daran. Eine Frau, langhaarig, schlank, in einem eng anliegenden Zebrakostüm. Mit Schweif. Die eine Hälfte des Gesichtes schwarz-weiß geschminkt, die andere frei. Im ersten Moment dachte ich mir: »Was für ein Kitsch!« Aber dann geschah etwas Überraschendes. Bowie geht der Frau nach, die mit animalisch anmutenden Bewegungen um eine Hausecke verschwunden ist. Er zögert, schüttelt den Kopf. Was soll das bringen, scheint er sich zu sagen. Da taucht die Zebrafrau wieder auf. Im Gehen streift sie mit einer Hand die graue Mauer – und die Stelle, die sie dabei berührt, wird bunt. Inmitten der grauen und regnerischen Schwarz-Weiß-Nacht bringt die Zebrafrau Farbe.

Ab diesem Punkt begann ich Johann Meiringer zu verstehen.

Der Rest des Videos ist rasch erzählt. Bowie folgt der Zebrafrau. Mal ist er ihr nahe, dann entwischt sie ihm. Einmal bekommt er sie zu fassen, und sie halten sich an den Händen. Aber wieder verschwindet sie. Bowie singt von Liebe. »If my love is your love, we're certain to succeed.«

Auch die anderen englischen Sätze, die mein Patient auf der Station von sich gegeben hatte, waren Zitate aus dem Video. »I'm absolutely sane.« – »I've nothing much to offer. There's nothing much to take. I'm an absolute beginner.« In diesen Minuten, in Johann Meiringers mittlerweile fast völlig dunklem Zimmer, erschien es auch mir, als hätte der Künstler das Lied extra für meinen Patienten geschrieben.

Am Ende gelingt es Bowie, die Zebrafrau zu erhaschen, und sie küssen sich am Ufer eines Flusses unter einer Brücke. Dann entschwindet sie in das dunkle Wasser, in dem man noch ein glimmendes Streichholz verlöschen sieht.

Kaum war das Video zu Ende, packte mich mein Patient am Arm und zog mich zum Fenster.

»Da! Da unten am Eck! Da war sie. Sie hat das mit der Farbe gemacht, an dieser Mauer!«

Johann Meiringer hatte sie also gesehen. Nachdem er auf Bowies geheime Botschaft hin seine Tabletten nicht mehr genommen hatte, war die Zebrafrau unten auf der Straße aufgetaucht. Seither zog es ihn nach draußen, wenn es dunkel wurde. Er wollte ihr nachlaufen, sie berühren, sie küssen. Oje, oje, dachte ich.

Die ganze Heimfahrt über lag er mir in den Ohren, dass ich Verständnis haben müsse für seine Situation und die Medikamentendosis weiter reduzieren solle. Ich hielt mich bedeckt und entschied, alles mit der Oberärztin zu besprechen.

»Na ja«, sagte sie, »kein Wunder, dass die Zebrafrau auftaucht, wenn er die Medikamente absetzt.«

»Aber warum kommt die Zebrafrau? Warum tauchen nicht wieder seine Dämonen auf?«

»Die Symptome sind eben nicht immer gleich. Aber auch wenn die Inhalte sich ändern, es bleibt doch ein Wahneinfall. Also ist das eher ein Anlass, die Dosis zu erhöhen. Nach dreißig Jahren Pause ist er jetzt wieder psychotisch geworden. Da sieht man, dass die Krankheit bei ihm nie ganz ausgeheilt ist.«

Wie nicht anders zu erwarten, war Herr Meiringer gar nicht begeistert davon, die Dosis seiner Medikamente zu erhöhen. Wir führten jeden Tag lange Diskussionen darüber. Natürlich war er ein freier Mann und hätte die Klinik jederzeit wieder verlassen können, da keine Selbst- oder Fremdgefährdung vorlag und er nicht unter Pflegschaft stand. Aber er hatte begriffen, dass die Situation im St. Ägidi erneut eskalieren könnte, und war vernünftig genug, mit mir zusammen nach einer sinnvollen Lösung zu suchen.

Was mir Kopfzerbrechen bereitete, war seine Argumentation, dass er ja vor der Zebrafrau keine Angst habe so wie früher vor den Dämonen. Ganz im Gegenteil:

»Herr Doktor, Sie habens doch selber gesehen im Musikvideo. Die ist doch nicht gefährlich. Warum soll ich ihr denn nicht nach?«

»Sie wissen doch, dass ich die Zebrafrau für ein Symptom Ihrer Psychose halte. Ich will nicht, dass Sie einem Phantom nachlaufen, das nur in Ihrer Phantasie existiert.«

»Warum nicht?«

»Was, warum nicht? Sie laufen nachts durch München auf

der Suche nach einer Zebrafrau, die Sie nie finden werden. Das klingt für mich nicht sehr sinnvoll. Außerdem ist Herbst, da wird es nachts kalt draußen.«

»Ja, gerade weil doch schon Herbst ist. Da muss ich doch schauen, dass ich das noch hinkrieg.«

»Was wollen Sie denn hinkriegen?«

»Ja, ich muss doch mal einen Kuss bekommen.«

»Einen Kuss? Haben Sie denn noch nie einen Kuss bekommen?«

»Von der Mama.«

»Und sonst?«

»Nix.«

Wieder packte er mich am Arm. Er zog mich zu sich heran, um mir etwas ins Ohr zu flüstern.

»Ich hab sie doch schon gespürt.«

»Wen haben Sie gespürt?«

»Die Frau, die Zebrafrau. Die hat mich an der Hand berührt. Da bin ich aufgewacht.«

Er war sich sicher, dass sie in seinem Zimmer gewesen war, als er geschlafen hatte. Von ihrer Berührung sei er aufgewacht.

»Herr Doktor, da ist mir ganz anders gewesen. Da hab ich gedacht, jetzt weiß ich, wie das alles ist. Wie das alles gehört. Ich hatte ja bis jetzt keine Ahnung. Ich habe das ja alles nur auf den Videos gesehen. Mit der Liebe und so. Aber wo sie mich berührt hat, hab ich gemerkt, dass ich sie küssen muss. Weil dann … dann …«

»Was ist denn dann?«

»Dann bin ich … dann ist mir … mein Leben ist dann …«

Er war wieder in seinen autistischen Murmelzustand verfallen. Offenbar hatte unser Gespräch ihn überfordert.

Als ich an diesem Abend die Medikamente in die Patienten-Kurve eintragen wollte, zögerte ich. Sollte ich die Dosis wirklich erhöhen? Natürlich, der Mann war krank, hatte Halluzinationen und einen Wahn. Aber litt er darunter? Ich kam zu keinem Ergebnis und ließ die Dosis unverändert. Die nächsten Tage standen wieder unter dem Zeichen intensiver Gespräche. Einerseits mit meinem Patienten, andererseits mit der Oberärztin.

»Peter, hör mal zu«, sagte sie, »du bist hier dazu da, kranke Menschen zu behandeln. Das ist deine Rolle als Arzt. Wahn bleibt Wahn. Du behandelst ja auch den Größenwahn beim manischen Herrn Forster, oder?«

»Ja, aber das ist doch was völlig anderes. Der macht ja nur Unsinn in seiner Manie und verscherzt es sich mit allen Leuten. Aber der Meiringer, der will doch nur glücklich sein. Warum soll ich das denn behandeln?«

»Weil das kein echtes Glück ist. Mit einer halluzinierten Zebrafrau kann man nicht glücklich sein.«

»Er sagt schon.«

Die Oberärztin seufzte.

»Ich finde es ja gut, dass du dir Gedanken machst. Aber ich glaube, du bist da wirklich auf dem Holzweg. Setz die Dosis wieder hoch, und dann kann der Herr Meiringer bald wieder zurück zu seinen Videos.«

»Du hast das nicht gesehen, dieses braune Zimmer. Das war wirklich grausam. Mensch, der Mann ist 79. Soll das der Rest seines Lebens sein, in diesem Zimmer zu sitzen und sich die Liebe am Bildschirm anzuschauen?«

»Wer sind wir denn, dass wir entscheiden, wie der Rest seines Lebens aussieht?«

»Aber das tun wir doch, wenn wir ihm die Zebrafrau wegbehandeln.«

»Das ist unser Job.«

»Was? Menschen unglücklich machen? Sie zu einem Leben im braunen Zimmer verurteilen?«

»Nun übertreib mal nicht. Wir sind Ärzte und der Mann ist krank. Wir müssen ihn behandeln.«

So drehten wir uns im Kreis.

Mir war zunehmend unwohl dabei, Johann Meiringer mit einer höheren antipsychotischen Dosis zu behandeln. Er hatte jetzt immer öfter Ausgang, den er mehr und mehr in die späten Nachmittagsstunden ausdehnte. Einerseits hatte ich ein schlechtes Gewissen gegenüber der Oberärztin, weil ich diese Ausgänge genehmigte. Andererseits erzählte mein Patient, dass er jetzt die Stelle gefunden habe, an der die Zebrafrau auftauchen würde.

»Ich hab da so an der Brücke gestanden und da hab ich's plötzlich gespürt, dass sie dort auf mich warten wird. Mir ist ganz heiß geworden. Da geh ich jetzt immer hin und warte. Herr Doktor, wenn ich die Zebrafrau geküsst hab, dann nehm ich gleich wieder alle Medikamente. Verstehen Sie? Da reicht ein Kuss und dann hat man's geschafft. Einmal im Leben muss das sein.«

Wieder zog er mich zu sich und flüsterte:

»Ich hab das schon verstanden mit dem Streichholz, das da am Ende im Wasser liegt. Das ist so was Symbolistisches, das weiß ich schon. Das Streichholz geht am Ende aus. Aber er hat sie geküsst. Wenn das nicht klappt, geht das Streichholz trotzdem aus. Ohne Kuss geht das trotzdem aus. Das geht immer aus. Aber mit Kuss macht das dann nix mehr. Verstehen Sie?«

Ich verstand. Nicht zum ersten Mal hatte mich Johann Meiringer darauf hingewiesen, dass ihm nicht mehr viel Zeit im Leben blieb. Der Kuss der Zebrafrau sollte ihn erlösen. Wovon? Ich konnte da nur mutmaßen. Von seinen angsterfüllten Jugendjahren? Seinen langen Aufenthalten in der Psychiatrie? Von dreißig Jahren Stillstand im braunen Zimmer? Von der ganzen Sinnlosigkeit eines Lebens ohne Liebe? O Mann, wie sollte ich das nur lösen?

Gleichzeitig hatte ich begonnen, *Absolute Beginners* im Walkman und im Auto zu hören. Ich geriet selbst immer mehr in Grübeleien über dieses Thema. Was war Glück? War das Glück, das Johann Meiringer empfand, wenn er an der Brücke auf die Zebrafrau wartete, nicht real, nur weil die Frau selbst nicht real war? Und die Oberärztin mit ihrem »echten« Glück: Worin sollte sich das denn vom »unechten« unterscheiden? War Glück nicht immer Glück, egal, wie es zustande kam? Hatte die Oberärztin recht, und ich musste den Wahn behandeln, auch wenn er den Patienten glücklich machte? Und wenn das so war, wollte ich dann wirklich Psychiater sein?

Nach nicht einmal acht Monaten als Assistenzarzt hatte ich meine erste psychiatrische Sinnkrise.

Eines Abends ging ich zu der Isarbrücke, auf der Johann Meiringer immer auf die Zebrafrau wartete. Es war schon spät, die Ausgangszeit längst vorbei, so dass ich nicht Gefahr lief, meinem Patienten hier zu begegnen. Ich stand in der Kälte auf der windigen Brücke und schaute hinab auf den Fluss. Wie weit geht eigentlich so ein Wahn?, überlegte ich. Konnte es sein, dass Herr Meiringer die Zebrafrau eines Tages wirklich halluzinierte und sie dann küsste? Und hätte das dann für ihn die erhoffte Wirkung und würde Sinn in sein Leben bringen? Möglich war es, denn wenn er früher die Dämonen für real gehalten hatte und voller Angst aufs Dach geflohen war, wieso sollte dann nicht die Zebrafrau ihm ähnlich real erscheinen? Durfte ich diese Chance dadurch zunichte machen, dass ich die Medikation erhöhte? Meine Oberärztin ließ mich mittlerweile gewähren und seufzte nur, wenn sie den Namen Meiringer hörte. Offensichtlich konnte sie sich meiner Argumentation nicht so ganz verschließen.

Zwei Wochen später hatte ich gerade meine Arbeit auf Station erledigt und schickte mich an zu gehen. Durch das Fenster sah ich noch einen glücklich lächelnden Johann Meiringer in den Ausgang entschwinden, der bis 20 Uhr genehmigt war. Ich wusste, er war auf dem Weg zur Brücke. Die Tage zuvor hatte er mir zugeflüstert, dass er die Gegenwart der Zebrafrau immer stärker spürte und sich sicher war, dass sie bald auftauchen würde. Er war kaum zur Tür hinaus, da winkte mich Pfleger Mirko zu sich.

»Hab ich grad Geschirr abgeräumt bei Ihrem David Bowie. Schauen Sie, was ich gefunden hab, Herr Doktor.«

In Herrn Meiringers Zimmer deutete er auf eine Schachtel, die im Nachtkästchen deponiert war. Der Deckel war heruntergerutscht. In der Schachtel befanden sich jede Menge Tabletten. Johann Meiringer hatte es wieder getan. Anstatt seine Medikamente einzunehmen, hatte er sie im Nachtkästchen gebunkert. Offensichtlich war er wieder zu der Überzeugung gelangt, er hätte bessere Chancen auf die Zebrafrau, wenn er keine Antipsychotika einnahm. Womit er natürlich irgendwie recht hatte.

Im ersten Moment wollte ich mit schnellen Schritten zur Station hinaus, um ihn noch einzuholen. Ich hätte ihn gewiss noch abfangen und seinen Ausgang streichen können. War es nicht riskant, ihn so an die Isar gehen zu lassen?

Aber ich entschied mich dagegen. Ich dachte an den glücklichen Gesichtsausdruck, mit dem mein Patient die Station verlassen hatte. Ich dachte an dreißig Jahre in einem braunen Zimmer und an die Farbe, die die Zebrafrau ins Leben desjenigen bringt, der sie sehen kann.

»Tja«, sagte ich zu Mirko, »darüber werden wir morgen mit ihm reden müssen.«

»Soll ich noch hinterher, Herr Doktor?«

»Nein, nein, es reicht, wenn wir das morgen bei der Visite ansprechen.«

Als ich nach Hause ging, hielt ich meinem Patienten die Daumen. Klar, er hatte mich reingelegt. Aber ich konnte ihn verstehen. Nachdem ich in meiner Ambivalenz nichts an seiner Medikamentendosis verändern wollte, hatte er zur Selbsthilfe gegriffen. Also hielt ich ihm die Daumen, dass er heute seine Zebrafrau finden würde. Ich hielt ihm die Daumen, dass sein Wahn und seine Halluzinationen ihn glücklich machen würden. Ganz kurz ging mir durch den Kopf, dass diese Einstellung für einen angehenden Psychiater doch eher ungewöhnlich war, aber ich schob diesen Gedanken beiseite.

Am nächsten Morgen klingelte um kurz nach sechs mein Telefon. Pfleger Mirko. Herr Meiringer sei nicht wie vereinbart um 20 Uhr vom Ausgang zurückgekommen. Der Dienstarzt habe noch bis 21 Uhr gewartet und dann die Polizei informiert. Die Suchaktion habe mehrere Stunden gedauert. Man habe ihn schließlich fast einen Kilometer von der Isarbrücke entfernt gefunden. Er habe am Ufer der Isar gelegen, stark unterkühlt. Aber am Leben. Jetzt sei er auf der Intensivstation der Medizinischen Klinik. Wie es aktuell um ihn stehe, wisse Mirko nicht. Er habe mich aber informieren wollen, bevor ich in die Klinik kam.

Zehn Minuten nach dem Anruf war ich bereits auf dem Weg zur Klinik. In meinem Kopf drehte sich alles. An dem Unglück war nur einer schuld, nämlich ich. Ich hätte ihm hinterherlaufen müssen, ihn zur Rede stellen, ihm den Ausgang streichen. Völlig verrückt war ich gewesen, mich mit seinen Wahninhalten zu solidarisieren. Wie dumm konnte man sein, wie pflichtvergessen? Warum hatte ich nicht auf meine Oberärztin gehört? Sie hatte mir klipp und klar gesagt, was zu tun war. Wenn Johann Meiringer starb, dann hätte ich ihn auf dem Gewissen. Wie sollte ich dann weitermachen? Das Beste wäre es, den Arztberuf gleich ganz aufzugeben. Offensichtlich hatte ich nicht den nötigen Respekt vor der Medizin und nahm meine Rolle als Arzt nicht ernst genug.

Mit diesen Gedanken kam ich auf der Intensivstation an. Als ich mich als behandelnder Psychiater vorstellte, warf mir die Krankenschwester einen vorwurfsvollen Blick zu. Zumindest schien es mir so. Mit Kittel und Mundschutz trat ich ans Bett meines Patienten. Angeschlossen an Schläuche und Kabel lag er da, umgeben von mehreren Monitoren, deren Leuchten und Piepsen ich nicht beachtete. Johann Meiringer war sehr blass. Als ich ihn ansprach, öffnete er die Augen. Er erkannte mich, lächelte und zog mich mit schwacher Hand zu sich hinunter.

»Herr Doktor«, krächzte er mit leiser Stimme.

Ich saß eine halbe Stunde an seinem Bett und hörte ihm zu.

Er sei von der Station direkt zu seiner Brücke gegangen und dann runter zum Flussbett, weil er meinte, dort eine Bewegung wahrgenommen zu haben. Er habe plötzlich gewusst, dass er am Fluss entlanggehen müsse, und ein immer intensiveres Gefühl von Liebe sei in ihm aufgestiegen. Wie lange er gelaufen sei, wisse er nicht mehr. An einer Stelle habe er einen Stein gesehen, der zebraartig gestreift gewesen sei. Dort habe er sich auf den Boden gelegt. Er habe die Augen geschlossen, und dann sei sie plötzlich dagewesen. Die Zebrafrau hätte ihm die Hände auf die Wangen gelegt. Geküsst hätte sie ihn nicht, aber ihre Gegenwart habe ihn völlig ausgefüllt. Auch mit geschlossenen Augen habe er ihren Blick gespürt, und sie habe ihm geradewegs in die Seele geschaut. Einen Herzschlag lang sei er im Paradies gewesen. Dann sei er aufgewacht, hier im Bett.

Ich sprach ihn nicht auf die gebunkerten Medikamente an. Ich strich ihm die Haare aus dem Gesicht und sagte ihm, dass ich sehr froh sei, dass er noch rechtzeitig gefunden worden war. Ich schüttelte den Kopf und sagte, dass er großes Glück habe, noch am Leben zu sein.

Da lächelte er.

»Ja, Glück ist das richtige Wort, Herr Doktor. Bin ich froh, dass Sie mit mir die Videomusik angeschaut haben. Sie wissen halt einfach, was wichtig ist im Menschenleben. Sie sind der beste Arzt von allen, Herr Doktor. Da bin ich Ihnen ganz großartig dankbar. Aber das mit dem Kuss, das müssen wir noch schaffen. Und wenn ich wieder drüben bin auf Ihrer Station, dann setzen wir die Medikamente ganz ab, versprochen?«

Der Kannibale im Ehebett

Ich hatte gerade mal eine Stunde geschlafen, als mich mein Piepser weckte. Schlaftrunken schnappte ich mir den Wecker. 1:30 Uhr. Das durfte nicht wahr sein. Bis Mitternacht war ich in der Klinik beschäftigt gewesen, hatte bei meinem letzten Rundgang durch die Stationen noch hier und da die Schlafmedikation verändert, bei Herrn Zink, der im Alkoholentzugsdelir auf der geschlossenen Station lag, nach dem Blutdruck geschaut, mit dem ein oder anderen Patienten über seine Suizidgedanken gesprochen und mich dann ins Dienstarztzimmer zurückgezogen. Auf dem Piepser, der einen äußerst unangenehmen Signalton von sich gab, erschien jetzt die Nummer des Anrufers. Notaufnahme, auch das noch.

Am Abend hatte ich bereits drei Patienten aufgenommen: einen älteren Herrn, der in einem Anfall von Verwirrtheit sein Zimmer im Altenheim demoliert und eine Krankenschwester angegriffen hatte, dann die in der Klinik gut bekannte Frau M., deren Zwang zur Selbstverletzung so mächtig geworden war, dass sie sich starke Verbrühungen an den Unterschenkeln zugefügt hatte, und ganz zuletzt einen jungen Mann, der nach dem Genuss von sieben Halben Bier einen sogenannten »komplizierten Rausch« entwickelt hatte und mit seinem Auto in die Augsburger Fußgängerzone gefahren war.

In den ersten Jahren des 1998 gegründeten Bezirkskrankenhauses Augsburg war die Notaufnahme im circa 500 Meter entfernten Zentralklinikum untergebracht. Also zog ich meine warme Winterjacke über den Kittel und verließ mit Mütze und Handschuhen gewappnet das Krankenhaus. Der Weg in die Notaufnahme führte über einen Pfad, der sich durch unbebautes Gelände schlängelte. Hinter mir erhob sich auf einem Hügel ein nachts beleuchtetes riesiges Holzkreuz, das sogenannte »Kobelkreuz«, das schon so manchem Psychotiker wie ein Symbol der Apokalypse erschienen sein muss, als er sich des Nachts mit dem Aufnahmearzt an der Seite seinen Weg von der Notaufnahme in die Klinik über den Acker bahnte. Es war nämlich durchaus üblich, nachts für den kurzen Fußweg nicht extra einen Krankenwagen zu rufen. Musste der Patient aufgenommen werden und war er einigermaßen kooperativ, so gingen er und der Assistenzarzt gemeinsam vom Zentralklinikum zum Bezirkskrankenhaus.

Die zentrale Notaufnahme hieß offiziell »Liegendkraneingang« oder abgekürzt LKE und bestand aus zehn Kabinen, die in einer Reihe angeordnet waren, so dass man sich entweder auf dem Gang davor, wo Patienten und Angehörige warteten, oder von einer Kabine zur anderen bewegen konnte. Es herrschte zu allen Tages- und Nachtzeiten reger Betrieb, denn hierher kamen alle Patienten, die akut erkrankt die Klinik aufsuchten oder vom Notarzt gebracht wurden. Die diensthabende Pflegekraft entschied nach den ersten Angaben des Patienten, welche Fachrichtung für ihn zuständig war. Nach der ersten Untersuchung, beispielsweise durch den Internisten, konnte dieser dann noch die Meinung anderer Kollegen einholen und den Patienten durch einen Neurologen, Augenarzt oder eben Psychiater untersuchen lassen. Die erforderlichen Informationen zu einem neuen Patienten bekam der Arzt auf Kabine fünf.

Dort traf ich jetzt ein, verstohlen gähnend und noch etwas geblendet von der ungemütlichen Neonbeleuchtung.

»Morgen, Herr Doktor«, grinste mich der stets gut gelaunte Pfleger Jörg an, »eine sehr besorgte junge Dame auf zehn.« Waren mehrere Kabinen frei, wurden psychiatrische Patienten in der Regel in einer der hinteren Kabinen aufgenommen. »Kam mit der Polizei, aber kein Artikel. Sie sagt, ein Killer oder so hätte sie im Schlafzimmer überfallen. Die Beamten sind noch bei ihr.«

Es war durchaus keine Seltenheit, dass die Polizei einen erregten Patienten, bei dem akute Selbst- oder Fremdgefährdung bestand, mit einem Unterbringungsbeschluss in die Klinik brachte. Die Bemerkung des Pflegers bezog sich dabei auf Artikel 10 des Bayerischen Unterbringungsgesetzes, das die »sofortige vorläufige Unterbringung« regelt. Dieses Rechtsmittel dient dazu, den Betreffenden bis 12 Uhr des darauf folgenden Tages in der Klinik festhalten und untersuchen zu können.

Danach gibt es drei Möglichkeiten: Entweder es besteht keine weitere Behandlungsbedürftigkeit und der Patient wird wieder entlassen. Wenn eine Behandlung in der Klinik unumgänglich ist, kann der Patient einem stationären Aufenthalt zustimmen und freiwillig bleiben. In manchen Fällen,

insbesondere bei weiterhin bestehender Selbst- oder Fremdgefährdung, entscheidet der zuständige Richter des Vor-
mundschaftsgerichtes nach Anhörung von Patient und Arzt,
ob der Patient auch gegen seinen Willen für einen Zeitraum
von zunächst sechs Wochen in der Klinik zu bleiben hat und
dort behandelt wird. Diese Regelungen, die außerordentlich
stark in die Freiheit des Einzelnen eingreifen, haben sicherlich zu dem schlechten Image der Psychiatrie in manchen
Teilen der Bevölkerung beigetragen. Andererseits haben sie
auch schon unzähligen Patienten mit Suizidgedanken das
Leben gerettet.

Mittlerweile war meine Müdigkeit verflogen. Als ich Kabine zehn betrat, fiel mein Blick zunächst auf zwei Polizisten,
die mich bereits sehnsüchtig zu erwarten schienen, wenn ich
ihre leicht genervten Mienen richtig deutete. Die beiden Beamten, ein großer und ein kleiner, sprachen mich sofort an:
»Sind Sie der Psychiater?«

Als ich bejahte, blickte hinter einem der beiden Polizisten
ein blonder Haarschopf hervor, und große braune Augen
musterten mich neugierig.

»So, Frau Niedermeyer, jetzt ist der Doktor da. Der sieht
doch ganz harmlos aus, oder?«

Da ich nicht wusste, ob ich mich über die Bemerkung
freuen oder grämen sollte, wandte ich mich an die kleine
blonde Frau, die immer noch – wie mir schien auf halber
Höhe – hinter dem größeren der beiden Polizeibeamten her-
vorlugte.

»Und Sie sind meine Patientin? Frau …« Ich nahm den
Personalbogen, der auf dem Schreibtisch lag. »Frau Niki Niedermeyer. Aus Augsburg. Was kann ich denn für Sie tun?«

Ich hatte das schönste »Mir können Sie alles sagen und

ich habe für fast alles Verständnis«-Lächeln hervorgekramt, dessen ich um kurz vor zwei Uhr nachts fähig war.

Mit einem Satz sprang meine neue Patientin hinter dem Rücken des Polizeibeamten hervor, umschlang mich mit beiden Armen und drückte sich an mich, so dass ich fast das Gleichgewicht verloren hätte.

»Sie müssen mich retten, Herr Doktor!«

Das war meine erste Begegnung mit Nike (»Niki«) Niedermeyer, 34 Jahre alt, gebürtige Griechin und wohnhaft im Augsburger Stadtteil Gersthofen.

Mit einiger Mühe und unter den feixenden Blicken der beiden Beamten befreite ich mich aus ihrem Klammergriff. Es gelang mir, die kleine Person (sie war exakt 1,58 m groß, wie sie mir später sagte) auf einen Stuhl zu bugsieren und mir einen Überblick zu verschaffen, was vorgefallen war.

»Also so was Grusliges habe ich noch nie erlebt, Herr Doktor ...«, sie schielte auf mein Namensschild, »Herr Doktor Teuschel. Ich wache mitten in der Nacht auf, und da kommt so ein Typ in mein Schlafzimmer. Mit so einem Grinsen im Gesicht. Ich hab gedacht, ich dreh durch, wie ich den gesehen hab. Wie der größte Psychopath hat der ausgeschaut, wie ein Serienkiller, Sie wissen schon, wie so ein perverser Mörder. Erst brachte ich kein Wort raus, weil ich solche Angst hatte, wissen Sie, Todesängste hab ich ausgestanden, ich dachte, der fällt jetzt über mich her und so. Und dann hab ich geschrien, er soll mich in Ruhe lassen und abhauen. Er hat dann irgendwas gesagt mit so einer komischen Stimme, so rau und pervers, und da hab ich noch mehr Angst bekommen. Dann ist er auf mein Bett zugegangen und hat die Arme nach mir ausgestreckt. Und dann ...«

Der Redeschwall stockte kurz. Dann begann Niki Niedermeyer zu schreien. »Dann hab ich ihn erkannt, um Gottes willen, Herr im Himmel, ich hab ihn erkannt. Ich werde wahnsinnig, helfen Sie mir!«

»Hier kann Ihnen nichts passieren, Frau Niedermeyer«, sagte ich, »wen haben Sie denn erkannt?«

Nun bot sie ein Bild des Jammers, saß zusammengekrümmt auf ihrem Stuhl und schluchzte vor sich hin. Etwa eine Minute lang rang sie um Fassung, dann blickte sie mich aus einem blonden Haarwust heraus an. Schminke lief ihr in schwarzen Rinnsalen die Wangen hinab.

»O bitte, Herr Doktor, Sie müssen mir glauben! Sagen Sie mir, dass Sie mir glauben! Sagen Sie mir, dass Sie mich nicht für verrückt halten! Bitte, versprechen Sie es mir!«

Sie wischte sich Tränen und blonde Locken aus dem Gesicht und blickte mich erneut mit ihren unglaublich großen braunen Augen an.

»Sperren Sie mich jetzt ein, Herr Doktor?«

»Erzählen Sie doch erst einmal weiter. Wen haben Sie denn erkannt?«

»O Gott, das ist ja alles so schrecklich, das gibt's doch alles gar nicht!«

»Hier kann Ihnen nichts passieren«, wiederholte ich.

Niki Niedermeyer warf den Kopf nach hinten. Mit festem Blick schaute sie mich an. Plötzlich wirkte sie gefasst und tapfer.

»Gut, egal, was jetzt passiert, ich will Ihnen die Wahrheit sagen. Auch wenn Sie mich dann mitnehmen und irgendwo festschnallen.«

Der kleinere der beiden Polizisten (er hatte einen Stern mehr auf seiner Schulter, woraus ich schloss, dass er der Ranghöhere war) schien allmählich unruhig zu werden, während der größere die Patientin und mich mit einem seltsamen Ausdruck im Gesicht beobachtete. Er schien gleichermaßen fasziniert wie ungläubig.

»Als er auf mich zukam, kam er mir immer bekannter vor, und als er sich schließlich auf mein Bett setzte, wusste ich, wer er war. Auch wenn Sie mich jetzt für völlig verrückt erklären werden, ich schwöre bei Gott, es war dieser Kannibale! Es war Hannibal Lecter!«

»Hm«, sagte ich, »das muss ja ein übler Schock für Sie gewesen sein.«

»Heißt das, Sie glauben mir? Sie halten mich nicht für verrückt?«

»Wie konnten Sie denn dann die Polizei verständigen?«

»Ich bin ins Bad gelaufen, im Wohnzimmer hab ich mir aber erst noch das Telefon geschnappt. Dann habe ich mich eingesperrt und die Polizei gerufen.«

»Und der, na ja, der Eindringling …?«

»Zuerst ist er mir nach und hat an die Badezimmertür geschlagen und wieder irgendwas gerufen, was ich nicht verstanden hab. Dann hat er plötzlich Ruhe gegeben.«

»Und dann kam die Polizei?«

»Das hat ein bisschen gedauert, aber ich hab die Zeit genutzt, bis sie gekommen sind, und hab mich geschminkt. Ich war ja schon abgeschminkt und im Bett, wissen Sie.«

»Sie haben sich geschminkt?«, fragte ich ungläubig.

»Natürlich. Ich kann ja nicht ungeschminkt aus dem Haus gehen.«

Wie aufs Stichwort nahm sie einen kleinen Handspiegel und Feuchttücher aus ihrer Handtasche und begann sich die schwarzen Tränen aus dem Gesicht zu putzen.

Ich wandte mich den Polizisten zu.

»Sie haben Frau Niedermeyer in der Wohnung abgeholt?«

»Wir haben einen Notruf erhalten, in dem eine weibliche Person einen Einbrecher gemeldet hat«, sagte der kleinere Beamte. »Bei unserem Eintreffen öffnete uns dann Frau Niedermeyer die Wohnungstür und bat um Polizeischutz, wie sie sich ausdrückte.«

»Dann ist der Eindringling in der Zwischenzeit geflohen«, mutmaßte ich.

»O nein, Herr Doktor, der sitzt draußen vor der Kabine«, feixte der größere der beiden Beamten.

»Wie bitte?«

Der Polizist beugte sich zu mir vor und sagte im Flüsterton: »Er heißt Rudolf Niedermeyer. Er sagt, er ist seit zehn Jahren ihr Ehemann.«

Ich glaube, dass mein Gesichtsausdruck in diesem Moment nicht sehr intelligent war.

»Äh, Frau Niedermeyer, Ihr Mann wartet draußen. Sollen wir ihn vielleicht reinholen?«, sagte ich.

Niki Niedermeyer blickte mich mit weit aufgerissenen Augen an, aus einem mittlerweile wieder perfekt geschminkten Gesicht.

»Was sagen Sie da, Herr Doktor? Ich bin doch nicht verheiratet!«

Ich starrte sie an und fühlte mich mit einem Mal wieder sehr müde. Vielleicht war dies ja nur eine besonders fiese Variante von *Verstehen Sie Spaß*. Es hätte mich nicht überrascht, wenn es wirklich solche »Spaßvögel« geben sollte, die einen armen Assistenzarzt der Psychiatrie zu nachtschlafender Zeit aus dem Bett holen und ihn zum Ergötzen der TV-Zuschauer mit einer mehr als schrägen Situation konfrontieren würden. Andererseits war diese Erklärung vielleicht doch etwas weit hergeholt. Ich konzentrierte mich also darauf, das Durcheinander aufzuklären.

»Haben Sie was dagegen, wenn ich mal mit dem Herrn vor der Kabine spreche?«

Niki machte einen Schmollmund.

»Phh, meinetwegen. Ich weiß ja nicht, wer das sein soll.« Ein unglaublicher Augenaufschlag. »Lassen Sie mich bloß nicht im Stich.«

Als ich vor die Kabine trat, sprang ein besorgt dreinblickender und mit einem Trachtenjanker gewandeter Herr um die vierzig auf und kam auf mich zu. Trotz seines etwas schütteren Haares konnte ich keine Ähnlichkeit mit Hannibal Lecter erkennen. (Hatte ich erwartet, dass Anthony Hopkins im neonhellen Flur des Augsburger Zentralklinikums auf mich warten würde?)

»Was ist mit meiner Frau? Wie geht es ihr?«

Er streckte mir die Hand entgegen.

»Entschuldigen Sie, Herr Doktor, ich bin total in Sorge. Niedermeyer mein Name. Haben Sie Niki schon untersucht?«

»Wir haben schon ein paar Worte gewechselt. Es ist etwas, na ja, rätselhaft, was sie erzählt. Vielleicht können Sie mir ja kurz berichten, was vorgefallen ist.«

»Gerne, Herr Doktor. Sollen wir zu ihr reingehen?«

Ich erklärte dem Ehemann, warum ich das im Moment für keine gute Idee hielt. Wir setzten uns in ein Zimmer, das für Angehörigengespräche bereitstand. Dort erfuhr ich, dass Rudolf Niedermeyer sich an diesem Abend mit einigen Kollegen (er arbeitete als Sachbearbeiter in einer Behörde) auf ein paar Bier getroffen hatte. So gegen halb eins sei er nach Hause gekommen, erzählte er.

»Niki lag schon im Bett, aber sie war noch wach. Vom ersten Moment an war so eine ungute Stimmung. Sie moserte rum, warum ich erst jetzt nach Hause komme, und beschwerte sich über eine angebliche Bierfahne. Dabei habe ich nur zwei Halbe getrunken. Irgendwie war sie auf Streit aus.«

Solche Streitigkeiten wären schon fast an der Tagesordnung, sagte Niedermeyer. Die letzten Jahre komme ihm seine Frau immer unzufriedener und zickiger vor.

»Jedenfalls hatte ich heute keine Lust, klein beizugeben. So geht das nämlich sonst meistens aus. Wir streiten, Niki hört nicht mehr auf zu reden, wird immer hysterischer und verrückter. Und dann bin ich halt normalerweise still. So endet in letzter Zeit jeder Streit. Sie flippt rum und ich gebe nach. Aber heute hab ich mir gesagt, jetzt langt's, das kann's ja auch nicht sein, dass immer ich nachgeben soll.«

Er blickte mich finster entschlossen an, seine Wangen hatten sich gerötet und sein linkes Augenlid zuckte.

»Ja, und dann …?«

»Dann ist sie auf einmal völlig durchgeknallt. Als ich mich zu ihr aufs Bett gesetzt habe, fing sie an zu schreien und um Hilfe zu rufen. Ich wäre vor Schreck fast von der Bettkante gefallen.«

»Was hat sie denn gerufen?«

»Irgendwas von Mörder und Killer, ich hab's gar nicht richtig mitbekommen, weil ich so erschrocken bin. Auf einmal ist sie dann raus aus dem Bett und ab ins Bad. Ich hab gehört, wie sie die Polizei gerufen hat. Ich hab noch an die Tür geklopft, wollte mit ihr reden und sie beruhigen, aber sie hat nur weitergeschrien. Da hab ich sie gelassen und gewartet, bis sie sich wieder abregt. Ein bisschen später kam dann aber die Polizei. Niki hat einen Riesenterz gemacht, dass sie mich nicht kennt und so. Da habe ich mir dann doch allmählich Sorgen gemacht. So schlimm war es noch nie mit ihren Zuständen.«

Niedermeyer blickte vor sich hin und schüttelte stirnrunzelnd den Kopf. Dann sah er mich an.

»Herr Doktor, ist sie vielleicht irgendwie gespalten oder so?«

Ich beruhigte den besorgten Ehemann so gut ich konnte und erklärte ihm, dass es das Beste wäre, wenn seine Frau bis morgen in der Klinik bleiben würde. Der plötzliche Wesenswandel könne verschiedene Ursachen haben, die wir abklären würden. Vorerst wäre es aber ratsam, dass er sich etwas im Hintergrund halte, damit sich die Situation nicht noch einmal so hochschaukle. Halbwegs gefasst machte sich Niedermeyer auf den Heimweg. Ich versprach, ihn am nächsten Morgen anzurufen.

Es war nicht weiter schwer, meine neue Patientin von einer Übernachtung in der Klinik zu überzeugen.

»Wie Sie meinen, Herr Doktor«, sagte sie, »bei Ihnen fühle ich mich sicher. Sie bleiben doch die ganze Nacht da, oder?«

Ich beschloss, einen Krankenwagen für die Fahrt in die Psychiatrische Klinik anzufordern und nicht Seite an Seite mit Niki Niedermeyer durch die Nacht zu spazieren. Der kleinere Polizist murmelte etwas von Verschwendung von Steuergeldern, und ich überlegte kurz, ob ich mich mit ihm auf eine Diskussion einlassen sollte, entgegnete dann aber nur: »Zahlt die Krankenkasse.« Er schien nicht sonderlich beeindruckt davon und schüttelte weiter den Kopf. Ob Steuer oder Kassenbeitrag, Verschwendung bleibt Verschwendung, sollte das wohl heißen.

Im Krankenwagen wollte Niki wissen, mit wem ich vor der Kabine geredet hätte. Ich schlug vor, dass sie jetzt erst einmal den Rest der Nacht in Ruhe schlafen sollte. Die Einzelheiten würden wir dann am nächsten Morgen bereden. Damit schien sie zufrieden.

Auf der Station bekam Niki ein Bett zugewiesen. Ich hatte etwas Sorge, denn das einzige freie befand sich in einem Doppelzimmer, das sie sich mit Frau Stratemann teilen musste, einer schon älteren Patientin mit paranoider Schizophrenie. In Begleitung der Nachtschwester brachte ich Niki in ihr Zimmer. Die chronisch schlaflose Frau Stratemann lag auf dem Rücken in ihrem Bett, die Decke bis zur Nase hochgezogen. Reglos folgte sie jeder Bewegung ihrer neuen Zimmergenossin mit den Augen.

Aber ich hatte mir umsonst Sorgen gemacht.

»Hallo, ich bin die Niki«, zwitscherte meine neue Patientin. Sie setzte sich bei Frau Stratemann auf die Bettkante und begann, die grauen Haare der alten Frau, die sich über das Kopfkissen ergossen, zu richten.

»Sie müssen sicher auch Schreckliches erlebt haben«, flüsterte Niki. Frau Stratemann beäugte sie weiter regungslos unter ihrer Bettdecke hervor.

»So, Sie beide werden sicher gut miteinander zurechtkommen«, meinte Nachtschwester Sandra und zeigte Niki Zimmer und Waschraum.

Als ich mich von ihr verabschiedete, nahm Niki meine Hand und drückte sie an ihr Herz. Wieder der Augenaufschlag. »Herr Doktor, ich bin Ihnen unendlich dankbar. Sie haben mich gerettet. Das werde ich Ihnen nie vergessen.«

»Nun ja, also dann, bis morgen, Frau Niedermeyer«, entgegnete ich und brachte meine Hand in Sicherheit.

Im Stationszimmer holte ich mir noch einen Kaffee. Es war mittlerweile drei Uhr nachts, ich wollte Sandra noch die neue Patientin vorstellen, und an Schlaf war jetzt ohnehin nicht so bald zu denken. Ein paar Minuten später kam die Nachtschwester ebenfalls in das Schwesternzimmer und feixte.

»Oh, là, là, Herr Doktor.«

Niki beschloss am nächsten Morgen, noch für einige Zeit in der Klinik zu bleiben. Die nächsten Tage führte ich mehrere Gespräche mit ihr. Ich beschloss, die akute Situation zunächst einmal hintanzustellen, und verschaffte mir einen Überblick über das Leben der 34-jährigen Augsburgerin. Als kleines Mädchen war sie mit ihren Eltern vom griechischen Festland, wo sie geboren war, nach Deutschland gekommen. Der Vater, ein stolzer, aber strenger und distanzierter Mann, fand in München bei BMW eine gute Stelle. Im Gegensatz zu ihm war die Mutter herzlich und überschwänglich, eine »richtige Südländerin«, wie Niki sagte. Sie kümmerte sich um das Mädchen und ihre beiden älteren Brüder. Niki scheint ein eher verträumtes, stilles Kind gewesen zu sein, was mich bei ihrem jetzigen Temperament wunderte. Gegenüber den Brüdern lernte sie sich durchzusetzen, biss und kratzte, wenn es erforderlich wurde.

Die Schule schien ihr keine Probleme bereitet zu haben, mühelos kam sie bis zur mittleren Reife. Dann, als sie sechzehn Jahre alt war, starb ihr Vater an einem Herzinfarkt. Neben der Trauer um den von ihr über alle Maßen verehrten Mann stellte dieser Vorfall auch ihre Pläne einer weiteren Ausbildung auf den Kopf. Fast ein ganzes Jahr lang war Niki nicht in der Lage, sich für einen Beruf zu entscheiden. Dann fing sie an, in einem Büro zu arbeiten, als Hilfskraft und ungelernt. Sie würde immer auf diesem damals in der Not eingeschlagenen Weg bleiben.

Immerhin konnte sie sich einen kargen Lebensunterhalt verdienen. Sie jobbte in verschiedenen Stellen und kam so nach Augsburg, wo sie mit 22 Jahren Rudi Niedermeyer kennenlernte.

Diese Tatsache kannte ich von ihrem Ehemann, der mir telefonisch einige Daten bezüglich ihres gemeinsamen Lebens durchgegeben hatte.

Von Niki selbst erfuhr ich zu diesem Thema allerdings nichts. Sie schilderte mir ihren Lebenslauf in allen Einzelheiten, blendete aber die Beziehung zu ihrem Mann komplett aus. Ich war sehr gespannt auf ihre Antwort, als wir das Thema »Partnerschaften« ansprachen.

»Herr Doktor, ich hatte viele Chancen bei den Männern, aber ich habe mich nie in einen verliebt. Irgendwie war nicht der Richtige dabei.«

»Haben Sie nie daran gedacht, zu heiraten, vielleicht eine Familie zu gründen?«

»Ich hätte nichts dagegen gehabt, aber es sollte eben bis jetzt nicht sein.«

In den ersten Tagen nach Nikis Aufnahme vertiefte ich das Thema nicht weiter. Wir wollten zuerst einige Untersuchungen durchführen, um auszuschließen, dass eine körperliche Erkrankung, vielleicht eine Entzündung oder ein Tumor des Gehirns die ungewöhnliche Symptomatik hervorgerufen haben könnte. Alle Befunde waren normal. Medizinisch gesehen war Niki eine kerngesunde junge Frau.

Aber auch auf psychiatrischem Gebiet fanden wir keine Hinweise auf eine ernsthafte Störung, etwa eine schizophrene Erkrankung oder eine schwere Depression. Mit Ausnahme der Tatsache, dass sie sich offensichtlich in keiner Weise daran erinnern konnte, mit Rudolf Niedermeyer seit zehn Jahren eine Ehe zu führen, war sie völlig unauffällig.

Deshalb beschloss ich an diesem Tag, sie etwas mehr mit der Realität zu konfrontieren.

»An dem Abend, als Sie bei uns aufgenommen wurden, war ja dieser Mann in Ihrem Schlafzimmer aufgetaucht.«

»Lieber Gott, Herr Doktor, erinnern Sie mich nicht daran«, sagte sie mit aufgerissenen Augen. »Das war die schlimmste Nacht meines Lebens.«

»Was glauben Sie denn heute, mit einigen Tagen Abstand, was da eigentlich vorgefallen ist?«

Niki runzelte die Stirn. »Ich denke, es war ein Einbrecher. Das mit Hannibal Lecter habe ich in der Aufregung irgendwie missverstanden.«

»Was meinen Sie denn mit ›missverstanden‹?«

»Na ja, er wirkte so bedrohlich und hat die Zähne gefletscht. Da habe ich Angst bekommen. Jetzt denke ich, er wollte mir vielleicht nur einen Schrecken einjagen.«

»Kam Ihnen der Mann denn irgendwie bekannt vor?«

Sie überlegte, rieb sich die Nase und schaute zur Zimmerdecke empor.

»Ja, wenn ich so darüber nachdenke, kommt es mir vor, als hätte ich ihn schon mal wo gesehen. Aber das kann ja nicht sein, woher sollte ich ihn denn schon kennen.«

»Woher haben Sie denn eigentlich den Namen Niedermeyer?«

»Ach je, Herr Doktor, führen Sie mich nicht aufs Glatteis«, sagte sie und blickte mich mit ihrem Augenaufschlag von unten an.

»Und was meinen Sie jetzt damit?«

»Na, ich heiße halt so. Genau wie Sie Teuschel heißen. Sie haben Ihren Namen ja auch einfach so.«

»Aber Sie wurden doch mit einem anderen Nachnamen geboren.«

»Manchmal laufen die Dinge im Leben eben nicht so, wie sie sollen.«

»Ja, das ist wohl wahr«, entgegnete ich und schwieg.

Die ganzen letzten Tage hatte ich immer wieder an die Worte meines Oberarztes in lange zurückliegenden Assistenzarztzeiten an der Nervenklinik in München denken müssen. Bei einem ganz ähnlichen Fall, bei dem ich als blutiger Anfänger nicht wusste, wie ich mit einer Patientin umgehen sollte, die unter einer vergleichbaren Symptomatik litt, hatte er mich über die richtige Methode aufgeklärt. In seiner unvergleichbaren nordischen Fröhlichkeit grinste er mich an und fragte: »Na, was machst du jetzt mit der Dame, Petermann?«

»Ja, ich weiß auch nicht …«, stammelte ich. Da sprang der Oberarzt auf, reichte meiner Kollegin vom Schreibtisch nebenan die Hand und sagte: »Da machst du jetzt Folgendes: Du nimmst sie bei der Hand und dann gehst du ganz behutsam mit ihr über eine Brücke.«

Zur Untermalung dieser therapeutischen Methode führte er meine Kollegin, die auch nicht so recht wusste, wie ihr geschah, mit Trippelschritten über eben diese gedachte Brücke. »Und wenn du mit ihr auf der anderen Seite angekommen bist, dann wird sie sich wieder erinnern können und du wirst erfahren haben, warum es wichtig war, sich eine Zeitlang nicht mehr erinnern zu müssen.«

Als frischgebackenen Assistenzarzt hatte mich diese Demonstration sehr beeindruckt. Ich hatte erwartet, dass ich irgendwelche tiefenpsychologischen Maßnahmen oder hypnotische Techniken anwenden müsste. Oder vielleicht eine Konfrontation mit »Beweisen« wie einem Hochzeitsbild oder Ähnlichem, um die Patientin aus ihrem Zustand der Verdrängung herauszuholen. Durch das Bild mit der Brücke lernte ich, dass es nie darum gehen kann, einem Patienten zu beweisen, dass er Unrecht hat, nicht einmal in einem so eindeutigen Fall. Das Bild zweier Menschen, die Hand in Hand über eine Brücke gehen, die der eine von beiden alleine nicht überqueren könnte, hatte etwas überaus Menschliches und Tolerantes. Damit akzeptiert der Therapeut zunächst einmal den aktuellen Zustand der Patientin, will sie nicht gewaltsam davon wegreißen. Und ich lernte, dass dieser aktuelle Zustand für die Patientin einen Sinn beinhaltete, den ich nur noch nicht sehen konnte.

Das Bild vom Brückenbau passt in vielerlei Hinsicht auf die Vorgehensweise in der Psychotherapie. Das diesseitige Ufer symbolisiert dabei den aktuellen Zustand des Patienten, sein Leiden, seine Depression, seine Angst, seine Unzufriedenheit oder Selbstabwertung. Dagegen steht das gegenüberliegende Ufer für einen besseren, gesünderen Zustand. Am diesseitigen Ufer festsitzend, sieht der Patient vielleicht, dass vom anderen Ufer aus viele Wege weiterführen würden, aber der Fluss scheint ihm unüberwindlich.

Der Fluss steht für alle im Patienten selbst angelegten Hürden, für traumatische Erlebnisse, Hemmungen, schlechte Erfahrungen, falsche Prägungen durch einseitige Erziehung, oder einfach für große Angst. Manchen gelingt es, diesen Fluss zu durchschwimmen. Andere müssen eine Brücke darüberbauen. Die Brücke steht für alle Bewältigungsstrategien, für Selbsterkenntnis, für psychologische Lernerfolge, für Mut und manchmal auch für Aussöhnung und Verzeihen.

Der Brückenbau findet in der Psychotherapie statt, wenn der Patient die Brücke nicht aus eigener Kraft bauen kann, nicht die richtige Stelle für die Brücke findet oder nirgendwo die richtigen Baumaterialien. Diese Baumaterialien sind das Handwerkszeug der Psychotherapie, sind Bewusstmachung von Unbewusstem, sind Trainingsmethoden, sind heilsame Beziehungserfahrungen.

Seither hatte ich mit sehr vielen Patienten diese Brücke gebaut, war mit manchen quasi Hand in Hand darübergegangen, anderen hatte ich dabei zugesehen, wie sie alleine darüber gingen. In vielen Fällen hatte ich auch nur einen Pfeiler gesetzt, so dass die Patienten sahen, wo eine Brücke entstehen könnte und diese dann selbständig bauten.

Das Bild der Brücke zwischen dem gegenwärtigen schlechten und dem zukünftigen besseren Zustand beinhaltet auch einen gewissen Zeitfaktor. Brücken werden nicht an einem Tag gebaut. Je breiter der Fluss ist, beziehungsweise je weiter entfernt von seinem angestrebten Ziel sich der Patient befindet, desto länger dauert der Brückenbau, also die Therapie. Wenn man die Geduld verliert und den Patienten zu Schritten nötigt, bevor die Brücke fertig ist, fällt er in den Fluss. Ist die Brücke fertig und man wartet immer weiter, ohne ein wenig anzuschieben und zu ermutigen, so geht der Patient vielleicht nie hinüber. Dann bleibt die Therapie ergebnis- und erfolglos.

Als Niki die Bemerkung fallen ließ, dass nicht immer alles im Leben so glatt laufe, glaubte ich herauszuhören, dass sie angefangen hatte, ihren Teil der Brücke zu bauen. Natürlich konnte ich mich auch täuschen. Eine derartige Aussage konnte auch eine nichtssagende Floskel sein. Aber immerhin hatten wir uns mit dem Umstand beschäftigt, dass sie im

Laufe ihres Lebens offensichtlich einen neuen Namen angenommen hatte, und in diesem Zusammenhang ließ mich ihre Bemerkung aufhorchen. Auf mein Schweigen hin beäugte mich Niki misstrauisch. Ich blieb ausdruckslos.

»Wissen Sie, Herr Doktor, als mein Vater gestorben war, da glaubte ich, ich könnte nicht mehr weiterleben. Er war der Mittelpunkt der ganzen Familie, er war unser Rückgrat, er hat uns geführt und uns Sicherheit gegeben. Das wurde mir in seiner ganzen Bedeutung allerdings erst klar, als er nicht mehr da war. Wir waren alle schockiert. Wir wussten nicht mehr, was wir tun sollten. Ich hatte das Gefühl, nirgendwo mehr Halt zu finden.«

Ich lehnte mich im Stuhl zurück und nickte ihr zu. Warum erzählt sie mir das an dieser Stelle?, dachte ich.

»Erst im Laufe der nächsten Jahre lernte ich, wieder Vertrauen in mich zu haben. Wie ich diese Zeit durchgestanden habe, weiß ich nicht mehr. Ich habe einfach gearbeitet und versucht, von einem Tag auf den anderen zu denken. Mir erschien das alles sinnlos, aber ich habe trotzdem weitergemacht. Im Nachhinein war ich damals innerlich tot. Es war die allerschlimmste Zeit in meinem Leben.«

Nikis Worte waren diesmal nicht mit Augenaufreißen oder schwungvollen Gesten garniert. Sie saß wie ein Häufchen Elend auf ihrem Stuhl, die Hände lagen reglos auf den Oberschenkeln. Die ganze Trauer, die Überforderung, die Trostlosigkeit ihres damaligen Zustandes wurden spürbar.

Ich beschloss weiterhin zu schweigen, nur zuzuhören und gelegentlich einen Verständnis signalisierenden Laut von mir zu geben. Mein Teil der Brücke. Nicht spektakulär, aber wichtig. Aktive Präsenz braucht oft nicht viele Worte.

So saßen wir eine Zeitlang schweigend da. Niki begann sich leicht vor- und zurückzuwiegen, mit langsamen rhythmischen Bewegungen.

»Irgendwie wurde es dann besser. Ich gewöhnte mich daran, einfach nur zu existieren. Mir wurde klar, dass ich nichts mehr vom Leben erwartete. Ich war nie besonders religiös und konnte deshalb auch nicht in irgendeinem Glauben Halt finden. Aber ich hatte immer daran geglaubt, dass das Leben einfach lebenswert war. Jetzt hatte mir das Leben meinen einzigen Halt genommen und mir keinen Ersatz geboten. Damals wurde mir klar, dass ich auch nicht mehr auf das Leben vertrauen konnte. Aus irgendeinem Grund ging es mir mit dieser Erkenntnis besser. Zumindest hatte ich gelernt zu überleben. Ich konnte mich darauf verlassen, dass ich weitermachte, auch wenn ich glaubte, nicht mehr weitermachen zu können. Ich brauchte das Leben nicht. Ich brauchte nur mich.«

Niki hob wieder den Blick, schaute mich an und seufzte tief. »Ich glaube, es wäre gut, wenn ich noch ein paar Tage hierbleiben könnte«, sagte sie.

»Kein Problem«, entgegnete ich, »aber wir müssen noch ein paar Dinge klären.«

Sie seufzte wieder.

»In dieser schlimmen Zeit konnte ich niemanden an mich heranlassen, keine Beziehung führen. Vor dem Kontakt mit meiner Mutter und meinen Brüdern hatte ich immer mehr Angst. Die ganze Familie war durch den Tod meines Vaters auseinandergebrochen. Wenn wir zusammen waren, konnten wir nicht über dieses Thema reden, aber auch das Schweigen war nicht auszuhalten. Es war grauenvoll.«

Niki blickte mich fragend an. Ich nickte ihr aufmunternd zu. Die Brücke schien tragfähig.

»Als ich Rudi kennenlernte, hatte ich den Eindruck, dass er sich gar nicht für mich interessierte. Wir sind ja auch sehr verschieden. Das hat es mir leichter gemacht, mich irgendwann einmal doch auf ihn einzulassen. Wir kannten uns ein halbes Jahr, als er mich zum ersten Mal fragte, ob ich mit ihm auf ein Bier gehen würde. Das fand ich schon mal putzig, die Formulierung. So ging es dann eine ganze Zeit weiter. Zwischendurch habe ich mich gefragt, was er eigentlich von mir wollte. Wir sind immer mal wieder ausgegangen und haben Bier getrunken, viel geredet, aber er hat nie Anstalten gemacht, mehr aus der Sache zu machen. Er hatte so was Anständiges an sich, und er hatte klare Ansichten, was richtig ist und was falsch. Das hat mir gut gefallen, dass er nicht so wie ein Pfau sein Rad geschlagen hat wie die anderen Jungs, die vor ihm hinter mir her waren. Na ja, und so habe ich mich dann in ihn verliebt. Obwohl ich mich doch auf niemanden mehr einlassen wollte.«

Mittlerweile war Niki wieder in ihrem üblichen Kontaktmodus angekommen. Sie schien überaus erleichtert zu sein. Sie feixte mich an und gab mir plötzlich einen Klaps aufs Knie.

»Na, Herr Doktor, was für eine Meise hab ich denn?«

In den folgenden Tagen rollten wir die ganze Angelegenheit in mehreren Gesprächen auf.

Niki, die sich auf niemanden mehr einlassen wollte aus Angst, wieder einen so unerträglichen Verlust zu erleiden wie beim Tod ihres Vaters. Niki, die sich dann doch bis über beide Ohren verliebte in einen Mann, der der Inbegriff von Stabilität und Sicherheit war. Niki, die sich wieder ganz und gar auf einen Menschen einließ, sich bei ihm anlehnte und sich sicher und geborgen fühlte. Die ersten Ehejahre, ungetrübt und glücklich. Dann zunehmend Probleme, Streitigkeiten, anfangs noch Versöhnungen. Irgendwann wurden die Spannungen stärker, die Tage, an denen die beiden nicht mehr zueinanderfanden, häuften sich. Als klar wurde, dass diese Beziehung nicht alle Belastungen aushalten würde, wurde Niki immer unruhiger. Sie schwankte zwischen der Hoffnung, dass alles wieder gut würde, und immer größeren Vorwürfen ihrem Ehemann gegenüber, dem sie die Schuld an der Entwicklung gab. Sie räumte ein, immer zickiger geworden zu sein in den letzten Jahren.

»Ich glaube, ich hatte einfach nur Angst. Außerdem war ich irgendwie völlig überfordert von der ganzen Situation.«

In den Gesprächen, die wir in diesen Tagen führten, war nur begrenzt Raum für eine weiterreichende psychotherapeutische Behandlung. Immerhin aber konnte Niki erkennen, dass auch sie selbst einen gehörigen Anteil an den Problemen in ihrer Ehe hatte. Außerdem wurde ihr bewusst, wie es zu dem Ausnahmezustand kommen konnte, der schließlich zu ihrer Einweisung in die Klinik geführt hatte.

»Also, Herr Doktor, wenn ich das richtig verstehe, dann glauben Sie, dass in meiner Psyche in dem Moment, als mein Mann nach Hause kam und wir wieder in so einen üblen Streit gerieten, irgendeine unbewusste Sicherung durchgebrannt ist.«

»Das mit der Sicherung ist kein so schlechtes Bild«, sagte ich, »schließlich brennt sie durch, damit nichts Schlimmeres geschieht.«

»Und das Schlimmere wäre, dass ich total durchdrehe, weil ich schon wieder mit so einer Verlustsituation konfrontiert bin. Hmm, aber Rudi ist doch nicht mein Vater und ich bin kein kleines Kind mehr?«

»Auf einer gewissen Ebene, einer unbewussten Ebene, schwingt aber diese alte Erfahrung noch mit. Schließlich war der Verlust Ihres Vaters das Schlimmste, das Sie bis zu diesem Zeitpunkt erlebt hatten. Rational lassen sich die damalige Situation in der Jugend und die heutige im Erwachsenenleben nicht vergleichen, aber von der Bedrohlichkeit her schon. Und unsere Psyche ist alles andere als nur rational.«

»Und dieses Durchbrennen der Sicherung war, dass ich meine Ehe vergessen habe.«

»Das Verdrängen von allem, was mit dem einzigen Menschen zu tun hatte, der Ihnen emotional so wichtig war, dass sein Weggehen Sie in einer Weise verletzen würde, die Ihnen unerträglich schien.«

»Manchmal machen Sie zu komplizierte Sätze, Herr Doktor. Ich denke, da hat sich ein Teil meiner Psyche mal eben kurz selbständig gemacht und hat die Notbremse gezogen. Wenn es keinen Rudi gibt und nie einen gab, dann gibt's auch nichts, was mir wehtun könnte.«

Ich lächelte ihr zu. Niki hatte wieder zu ihrer alten Form zurückgefunden.

Wir besprachen auch, dass diese Form des Verdrängens durchaus etwas mit ihrer Persönlichkeit zu tun hatte. Sie fühlte sich mit dem »Etikett« der sogenannten »histrionischen Persönlichkeit« geradezu wohl und richtig eingeschätzt.

»Na klar, das sind die interessanten Menschen, da wird es niemals langweilig. Wir Histrionischen sind das Salz in der Suppe, das müssen Sie zugeben, Herr Doktor. Und wie heißt diese Störung, die ich da hatte, noch mal?«

»Dissoziative Amnesie.«

Sie schüttelte den Kopf und lachte.

»Ihr Psychiater seid echt unglaublich. ›Histrionische Persönlichkeit mit dissoziativer Amnesie‹. Ich sage lieber: ›durchgebrannte Sicherung bei lebenshungriger Südländerin!«

Nachdem Niki die Erinnerung an ihren Ehemann wiedererlangt hatte, fanden natürlich auch Gespräche zu dritt statt. Es wurde rasch deutlich, dass die beiden sehr aneinander hingen, aber gravierende Kommunikationsprobleme hatten. Hier sollte eine Paartherapie weiterhelfen, die das Ehepaar nach Nikis Entlassung aus der Klinik beginnen wollte. Außerdem riet ich ihr, in einer Einzeltherapie an ihren Reaktionsmustern zu arbeiten und sich den Themen Verlust und Eigenständigkeit zu widmen.

Als Nikis Entlassung aus der stationären Behandlung bevorstand, war vor allem ihre Zimmergenossin Frau Stratemann traurig. Niki hatte sich in rührender Weise der alten Dame angenommen, war mit ihr im Hof spazieren gegangen und hatte mit ihr *Mensch ärgere dich nicht* gespielt. Außerdem hatte sie ihr von früh bis spät Szenen aus ihrem Leben erzählt und ihr jeden Tag einen Zopf geflochten. Bei so viel intensiver Zuwendung war die ansonsten autistisch zurückgezogene Frau Stratemann für ihre Verhältnisse regelrecht aufgeblüht. Niki versprach, ihre Zimmerkollegin bis zu deren Entlassung aus der Klinik regelmäßig zu besuchen, was sie dann auch in die Tat umsetzte. Bei diesen Besuchen zwinkerte mir Niki immer zu, wenn sie mich auf der Station entdeckte, und reckte den Daumen in die Höhe. So blieb ich auf dem Laufenden, zumindest was die grobe Tendenz betraf.

Mir selbst überreichte Niki bei ihrer Entlassung eine beleuchtbare venezianische Gondel aus buntem Plastik. Irgendwoher hatte sie ein schwarz-weißes Abziehbild von Sigmund Freud besorgt und es auf die Gondel geklebt. Auf meinen überraschten Blick hin verkündete sie: »Ich glaube, dass Sie einer sind, dem man so was schenken kann.«

Wieder einmal wusste ich nicht so recht, wie ich das interpretieren sollte.

Dann zwinkerte sie mir zu, winkte mich mit dem Zeigefinger zu sich herab und sagte: »Ich sag Ihnen noch was.«

Als ich mich zu ihr hinunterbeugte und ihr mein Ohr hinhielt, bekam ich einen dicken Schmatz auf die Wange. »Danke«, flüsterte sie.

Dann winkte sie zum wiederholten Male den Krankenschwestern und ihren ehemaligen Mitpatienten zu und verließ die Station, im Schlepptau ihren Ehemann Rudi, der zwei Koffer und mehrere Taschen trug.

Nach der Entlassung von Frau Stratemann hörte und sah ich nichts mehr von Niki, bis etwa ein Jahr später eine Briefsendung ankam, adressiert an mich. Darin befanden sich ein Foto und eine Karte. Auf dem Bild waren Niki und ihr Mann Rudi zu sehen, aber sie waren nicht alleine. In eine dicke weiße Decke gehüllt schaute ihr neugeborener Sohn etwas missmutig in die Kamera. Auf der Karte standen die üblichen Zahlen und Daten zu Größe und Gewicht sowie der Vorname des Kleinen. Er trug den Namen von Nikis Vater.

An diesem Abend holte ich die venezianische Gondel aus meinem Schrank, wo sie ganz oben auf den Kopien einiger Gutachten lag. Ich schloss das Kabel an, und die Gondel erstrahlte. Sogar das Schwarz-Weiß-Porträt von Freud schien in allen Farben zu leuchten.

Rache

Er konnte nicht sagen, was ihn geweckt hatte. Von drau-ßen hörte er nur die Bäume rauschen. Der Wind hatte also immer noch nicht nachgelassen. Leise, um seine neben ihm schlafende Frau nicht zu wecken, stand Alois auf. Wenn er nun schon mal wach war, konnte er ja auch gleich zur Toilette gehen. Das war er jetzt schon seit Jahren gewohnt, dass er ein oder zwei Mal pro Nacht aufstehen musste. Mit Mitte achtzig ist halt alles ein wenig anders als mit zwanzig, dachte er.

Er wusste genau, wo die Treppe nach unten knarzte, auf diese Stufen stieg er sehr behutsam. Es reichte ja schließlich, wenn einer wach war. Die große Pendeluhr im Gang zeigte Viertel nach drei. Alois seufzte. Bevor er die Tür zur Toilette öffnete, warf er einen Blick aus dem Fenster. Irgendwo hinter dem Haus musste der Mond scheinen, denn er konnte klar und deutlich erkennen, wie der herbstliche Sturm die Bäume vor dem Haus malträtierte. Immer wieder fuhren Böen in die riesigen alten Buchen, die an der Grenze zum Wald standen. Er war in diesem Haus aufgewachsen, konnte sich aber nicht erinnern, dass diese Bäume jemals kleiner gewesen wären.

71

Manches ändert sich eben nie, dachte er und legte die Hand auf die Klinke der Toilettentür. Da hörte er das Scharren. Es kam aus Richtung des Fensters, durch das er eben nach draußen geblickt hatte. Vielleicht hätte er es nicht gehört, wenn der Wind nicht gerade eine Pause eingelegt hätte. Es war ein Geräusch, wie wenn sich etwas an der Hauswand reibt. Warum er zunächst an ein riesiges Wildschwein gedacht hatte, konnte Alois später nicht mehr sagen. Schon jahrelang hatten sich keine Wildschweine mehr bis ans Haus herangewagt. Sie lebten tiefer im Wald und mieden die Menschen. Alois wartete und lauschte, kam dann, als er nichts mehr hörte, zu der Überzeugung, dass er sich wohl getäuscht haben musste, und schloss die Toilettentür hinter sich. Auch hierfür muss man jetzt mehr Zeit veranschlagen, dachte er, wie für so vieles im Alter.

Bevor er die Treppen wieder hinaufstieg, blieb er noch einmal in der Diele stehen und lauschte. Aber alles blieb still. Was das wohl gewesen sein mag, dachte er sich. Vielleicht hatten ihm ja seine Nerven einen Streich gespielt. Wäre kein Wunder gewesen, in den letzten Wochen war ihm so viel zu Ohren gekommen, von dem er lieber nichts gehört hätte. Na ja, jetzt hieß es ab ins Bett, den Rest der Nacht noch ausnutzen.

Alois kam nicht weit, weil es hinter ihm laut und vernehmlich an die Eingangstür klopfte. Er erschrak. Mitten in der Nacht? Wer konnte das sein? War etwas mit Christa? Aber dann hätte doch jemand angerufen. Was sollte er tun? Es klopfte erneut.

»Wer ist da?« Seine Stimme zitterte.

»Alois. Mach auf. Es ist Zeit. Du weißt, warum wir kommen.«

Nicht mehr als ein Flüstern, aber deutlich zu hören.

Er bekam es jetzt mit der Angst zu tun. Sollte das tatsächlich ... aber das war doch unmöglich. Er rührte sich nicht. Durch das Fenster zu seiner Rechten sah er, dass der Wind wieder nachgelassen hatte. Die Buchen standen unbewegt. Alois wartete. Er hörte nichts mehr. Kein Klopfen, keine Stimme, kein Scharren.

Du alter Hirsch, sagte er zu sich, jetzt wirst schon ganz deppert. Was auch immer das gewesen sein mochte, er hatte es sich bestimmt eingebildet. Vielleicht doch der Wind. Und die ganzen Geschichten in letzter Zeit, da gingen einem halt auch mal die Nerven durch. Besonders nachts. Er lebte hier schon seit über achtzig Jahren und da wäre ihm doch schon früher was aufgefallen, wenn an dem Ganzen irgendwas dran wäre. Er war zwar nie so fest im Glauben gewesen wie seine Resi, aber wenn er an etwas glaubte, dann an den Unterschied von tot und lebendig. Was auch immer damals passiert sein mochte, keiner von denen war mehr am Leben.

Langsam fand er seine Fassung wieder. Die Toten bleiben in ihren Gräbern, sagte er sich und musste fast ein wenig kichern. Wär ja auch noch schöner.

Nein, an solche Sachen hatte er nie geglaubt. Da wollte er sich auch jetzt nicht drauf einlassen. Und weil das so war, würde er jetzt die Haustür aufmachen. Alois warf einen erneuten Blick aus dem Fenster. Der Sturm hatte wieder eingesetzt, und die Buchen schwankten wie Betrunkene. Auch darüber musste er lachen und er lachte noch, als er die Haustür entriegelte und sie weit aufriss.

Ich hatte mir gerade eine zweite Tasse Kaffee eingeschenkt und war sehr zufrieden. Ein angenehmerer Arbeitsplatz war kaum vorstellbar. Da saß ich auf der gemütlichen Eckbank in der großen Küche, aß eine Marmeladensemmel und plauderte mit den Krankenschwestern über das zurückliegende Wochenende. So schön kann ein Montagmorgen sein. An sich gab es wenig zu berichten, keine besonderen Vorkommnisse, wie man so sagt. »Alle warn's brav«, hieß das im O-Ton in der Klinik Inzell-Eck, in der ich seit rund anderthalb Jahren Chefarzt war. Eine kleine überschaubare Einheit, im Erdgeschoss eines Hauses gelegen, in dem sich ansonsten Miet- und Eigentumswohnungen befanden. Schaute man aus einem Fenster, sah man Kühe weiden. Aus einem anderen hatte man einen Blick auf weite ausgedehnte Wälder. Allerdings war die Idylle trügerisch. Erst vor wenigen Wochen hatte man das Wirtsehepaar der Reichenhaller Hütte auf dem Hochstaufen ermordet aufgefunden. Nachdem zunächst jede Spur von einem Täter fehlte, lebten die Inzeller in Angst und Schrecken, und es gab jede Menge Spekulationen, wie es zu diesem grausamen Verbrechen kommen konnte. Dann, erst vor ein paar Tagen, waren in Zagreb zwei junge Kroaten festgenommen worden, sechzehn und achtzehn Jahre alt, die gestanden, die Wirtin der Hütte und ihren Mann aus Geldgier erschossen zu haben. Die sinnlose Tat lag noch immer wie ein Schatten auf der ganzen Gegend.

»Hams scho ghört, Herr Doktor?« Frau Hofer betrat die Küche. Sie arbeitete als Reinigungskraft und Küchenhilfe und war außerdem für die neuesten Nachrichten, für Klatsch und Tratsch zuständig. Zu wissen, was in einem kleinen Ort vor sich geht, ist wichtig, wenn man sich in den nicht immer leicht zu durchschauenden Verflechtungen und Beziehungen der Bewohner zurechtfinden will.

»Was gibt's denn?«

»Der Gschwendner Alois ist verschwunden. Heut Nacht. Seine Resi hat heut morgen die Haustür offen vorgefunden. Und er war weg. Offenbar in Hausschuhen. Jetzt suchen sie ihn überall.«

»Oje, oje. Wie alt ist der Herr Gschwendner denn? Und wo wohnt er?«

»Mei, der is scho über achtzig. Die wohnen da hinten kurz vor dem Frillensee, mitten im Wald. Er und seine Resi.«

»Das klingt aber gar nicht gut. War er schon mal verwirrt? Weiß man da was?«

»Die beiden leben ganz für sich, total zurückgezogen. Die Resi soll früher mal depressiv gewesen sein. Er hat im Sägewerk gearbeitet, aber das ist lang her. Eine Tochter hams, die Christa. Die lebt aber in Traunstein. Enkel hams keine. Grad jetzt, wo das mit dem Hochstaufen war, gruslig is des. Gott sei Dank ham's die jetzt erwischt, die das gemacht haben.«

»Na ja, hoffentlich findet man den alten Herrn Gschwendner bald, so richtig gemütlich is es draußen ja nicht mehr, vor allem nachts.«

Ich trank meinen Kaffee aus. Zeit für die Visite.

Zwei Tage später klingelte das Telefon auf meinem Schreibtisch. Meine Sekretärin.

»Herr Doktor, ein Arzt aus dem Ruhpoldinger Krankenhaus ist dran, die haben ein Problem, sagt er. Können Sie gerade annehmen?«

Alois Gschwendner war tags zuvor im Wald gefunden worden. Es sei ein Zufall, dass man ihn entdeckt habe, und er sei schon völlig unterkühlt gewesen. Aber er habe, wie der Kollege sich ausdrückte, eine »Rossnatur« und sei über den Berg.

»Also er ist so weit stabil. Aber jetzt erzählt er eine Geschichte, das fürchte ich, geht in Ihr Gebiet. Das geht ein
bisschen durcheinander. Da ist die Rede von Fliegenschwär-
men und wandelnden Toten. So ganz hab ichs nicht verstanden, aber ich glaube, Sie sollten ihn bei sich aufnehmen und
schauen, was da los ist.«

Wir vereinbarten eine Übernahme des Patienten in einigen Tagen. Möglicherweise ist es dann gar nicht mehr so
akut, dachte ich mir. Ein über Achtzigjähriger, der sich verlaufen hat und nach einer oder zwei Nächten im Freien völlig
unterkühlt und ausgetrocknet gefunden wird, leidet gewiss
an einem akuten Verwirrtheitszustand. Ein delirantes Syn-
drom vielleicht oder eine akute Verschlechterung bei allmählich einsetzender Demenz. Bei älteren Menschen reicht eine
Infektion aus und schon funktioniert das Gehirn nicht mehr,
wie es soll. Das Wichtigste war, dass man ihn gefunden hatte. Glück gehabt, dachte ich mir.

Eine Woche später wurde Alois Gschwendner dann in meine
Klinik verlegt. Ich konnte ihm gleich bei seinem Eintreffen
kurz die Hand schütteln und war erstaunt darüber, wie rüstig
er war. Ich hatte einen verwirrten Greis erwartet, aber mir
stand ein Mann gegenüber, der auch zehn Jahre jünger hätte
sein können. Er war klein, keine 1,70 m groß, aber drahtig.
Seine braunen Augen waren etwas gerötet, aber er blickte
mich wach und aufmerksam an. Außerdem war er vollständig orientiert, wusste, wo er sich befand, und konnte das genaue Datum nennen. Wenn das vor eineinhalb Wochen eine
Verwirrtheit gewesen war, dann war sie jetzt abgeklungen, so
viel stand fest. Ich überließ ihn Schwester Inge, die ihm sein
Zimmer zeigte und die Klinik erklärte.

Nach meiner Visite ging ich noch vor dem Mittagessen zu meinem neuen Patienten. Ich wollte wissen, wie er zu den wilden Zombie-Geschichten stand, die er den Kollegen in Ruhpolding erzählt hatte. So erfuhr ich von jener Nacht, als er von zu Hause verschwunden war. Ich war beeindruckt, wie farbig und ausgeschmückt seine Erzählung war. Was er gedacht und gefühlt hatte, schilderte Alois Gschwendner mit der gleichen Intensität wie seine Erlebnisse.

»Sie haben sich also ein Herz gefasst und die Tür aufgemacht. Und was geschah dann?«

»Aufgerissen, Herr Doktor, aufgerissen hab ich die Tür.«

»Das war ja ganz schön mutig. Und da haben Sie keine Angst gehabt?«

»Da nicht. Dann aber schon. Und jetzt auch.«

»Jetzt erzählen Sie erst mal zu Ende. Was war denn draußen vor der Tür?«

»Zuerst hab ich nichts gesehen. Und gehört hab ich auch nichts. Nur den Wind. Aha! Hab ich mir gedacht. Also dann! Nix is da draußen. A oida Depp bist, hab ich mir gedacht. Aber dann ging's los. Dann haben die Blätter der Buchen vor unserm Haus, direkt am Waldrand, die haben angefangen zu brummen. Erst hab ich gemeint, es ist wieder der Wind, aber dann hat's immer lauter gebrummt. Und auf einmal sind aus den Blättern Fliegen rausgekommen. Ganze Massen. Die haben so laut gebrummt, dass ich gedacht hab, die Resi wacht mir auf. Dann sind die Fliegen alle auf mich los. Die sind mir direkt ins Gesicht geflogen. Und da hab ich gewusst, dass der Feind sich im Wald versteckt.«

»Welcher Feind denn?«

»Jetzt halten Sie mich wahrscheinlich auch gleich für verrückt. Weil Ihre Kollegen in Ruhpolding, die haben mir das nicht geglaubt. So was merk ich gleich, wenn mir einer was nicht glaubt. Aber ich kann's nur so erzählen, wie's ist. Also der Feind, das sind die Bamberger.«

»Die Bamberger?«

»Genau. Und zwar bis drei Generationen zurück.«

»Welche Bamberger denn?«

»Ja, der Hubert und die Liese, und sei Vater, der Maximilian mit dem seiner Frau, die hat Martha geheißen, und dann noch die Eltern von denen. Und der Toni natürlich.«

»Ach so, das ist eine Familie, die Bamberger.«

»Ja, die Bamberger von Siegsdorf, die sind des.«

»Und warum sind die der Feind? Was wollen die denn von Ihnen?«

»Holen wollen's uns. In Frillensee soll ma nei.«

»Das klingt aber nicht gut. Warum wollen die denn so was machen?«

»Ja mei.«

»Was, ja mei?«

»Das wollen die machen.«

»Wissen Sie gar nicht, warum die Bamberger Sie in den Frillensee werfen wollen?«

»So was kann man nie genau wissen. Irgendwas wird schon der Grund sein.«

»Jetzt hören Sie aber auf. Man wirft doch nicht einfach Leute in den Frillensee.«

»Doch, die wollen das machen. Wahrscheinlich sind's sauer.«

»Wegen was?«

»Mei. Sauer halt.«

»Okay. Und wie lang wissen Sie das schon, dass die Bamberger hinter Ihnen her sind?«

»Schon lang. Aber erst wollt ich's nicht glauben.«

»Ja, aber woher wissen Sie das denn? Hat's jemand erzählt oder ist Ihnen das einfach so eingefallen?«

»Mei. Des war halt ...«

Er kratzte sich am Kopf. Entweder wusste er nicht mehr genau, wie es zu diesem Gedanken gekommen war, oder er wollte nicht recht mit der Sprache rausrücken. Für den Moment war das aber auch nicht so wichtig. Ich versuchte etwas anderes.

»Haben Sie denn schon mal mit der Familie Bamberger darüber gesprochen, warum die so feindselig sind?«

»Gesprochen? Ja, wie soll denn das gehen? Die sind doch schon alle tot. Die leben doch schon lang nicht mehr. Stellen Sie sich das doch mal vor, das sind ja drei Generationen zurück, die sind ja schon vor vielen Jahren gestorben.«

»Aha. Und wie können die dann im Wald herumlaufen, wenn die schon lange tot sind?«

»Gell, Sie glauben mir das auch nicht, Herr Doktor?«

»Na ja, das ist schon eine wilde Geschichte. Tote, die im Wald rumlaufen.«

»Ja, ich weiß schon, dass das normalerweise nicht geht. Normalerweise nicht. Deswegen hab ich's auch erst nicht glauben wollen. Aber wo die Fliegen alle auf mich los sind, da hab ich den Rappel gekriegt. Da hat's mir gereicht. Jetzt muss ich's Haus verteidigen, hab ich mir gedacht. Da hab ich mir des Hackl genommen und bin in Wald nei.«

»Was, ein Beil haben Sie mitgenommen? Wo haben Sie denn das Beil hergehabt?«

»Das hamma gleich neben die Tür hingelegt, eben genau für solche Fälle.«

»Sie beide haben neben die Tür ein Beil gelegt? Im Haus?«

»Ja, also nein, nicht wir beide, ich hab des da hingelegt. Die Resi hat ja mit dem Hackl nichts zu tun.«

»Und dann sind Sie mit dem Beil in den Wald gelaufen. Noch mal ganz schön mutig.«

»Ich war ganz narrisch in dem Moment. Jetzt langt's mir, hab ich gerufen, und dann bin ich nei in Wald. Dann sand's davon. Ich hab's noch laufen sehn. Und ich hinterher. Aber mittendrin hab ich nimmer gewusst, wo ich bin. Obwohl ich den Wald genau kenn.«

»Und dann sind Sie fast zwei Tage lang im Wald herumgeirrt. Die Polizei hat Sie ja über fünf Kilometer von Ihrem Haus entfernt gefunden. Das war reines Glück. Das hätte auch böse ausgehen können.«

»Ja. Ich weiß scho. Das war auch blöd von mir, da mitten in der Nacht in Wald nei laufen. Und des Hackl hab ich auch verlorn.«

»Na ja, es ist ja noch mal gut gegangen. Jetzt schauen wir mal, was wir hier machen können, damit so was nicht gleich wieder passiert.«

Die Geschichte mit den Fliegen hatte meinen Verdacht erhärtet, dass es sich bei den nächtlichen Erlebnissen von Alois Gschwendner um ein Delir gehandelt haben könnte. Es passte alles, die kleinen bewegten Objekte (am bekanntesten sind da wohl die viel zitierten »weißen Mäuse«), die angstvolle Anspannung, die gesteigerte Motorik und der Bewegungsdrang, das Erleben einer »Belagerungssituation«, der Versuch, den halluzinierten Feind zu bekämpfen. Auch die Tatsache, dass das alles mitten in der Nacht passierte, sprach eher dafür als dagegen.

Für ein Delir gibt es viele Ursachen, den meisten Menschen fällt da wohl spontan das Alkoholdelir ein, das oft auftritt, wenn nach einer Phase intensiven Trinkens der Alkohol plötzlich abgesetzt wird. Aber auch viele andere körperliche Auslöser können zu einer deliranten Symptomatik führen. Medikamente, Unterzucker, Infektionen. Man geht davon aus, dass sich oft mehrere kleine Auslöser addieren müssen, bis es zu einem Delir kommt. Vielleicht war das ja auch bei Herrn Gschwendner der Fall gewesen. Über Alkohol würden wir noch reden müssen, dann vielleicht irgendwelche Medikamente (ich hatte noch nicht in den Unterlagen aus Ruhpolding nachgeschaut, ob irgendeine Langzeitbehandlung vorlag), dazu eine lästige Bronchitis (würde zur Jahreszeit passen), die der Hausarzt mit einem Antibiotikum anbehandelt hatte ... es gab viele mögliche Ursachen abzuklären. Eine richtige Detektivarbeit, auf die ich mich schon freute. Schließlich sollte es nie mehr vorkommen, dass Alois Gschwendner sich so in Gefahr brachte.

Etwas später, beim Mittagessen, ging mir durch den Kopf, dass es nicht so gut in mein Bild des Delirs passte, dass diese Bamberger-Geschichte schon länger durch seinen Kopf spukte. Na ja, ich würde schon noch herausfinden, wie das alles zusammenhing.

So standen die nächsten beiden Wochen unter dem Motto »Suche nach Ursachen für ein Delir«. Die Kollegen aus der Ruhpoldinger Klinik hatten schon einige Untersuchungen durchgeführt, darunter auch eine Computer-Tomographie des Kopfes. Das Gschwendner'sche Gehirn wies keinerlei Auffälligkeiten auf. Auch umfangreiche Bluttests blieben ergebnislos. Leber, Niere, Schilddrüse, alles normal. Keine Anzeichen für eine Entzündung. Trotz seines hohen Alters nahm mein Patient keine Medikamente. Mit einem Wort, er war kerngesund.

Auch das Gespräch über Alkoholkonsum erbrachte nichts. Er konnte mir glaubhaft versichern, dass er vielleicht einmal in der Woche eine Halbe Bier trank.

Meine schöne Theorie vom nächtlichen Delir kam also ins Wanken. Außerdem war Alois Gschwendner weiterhin davon überzeugt, dass die Bamberger ihn und seine Frau in den Frillensee werfen wollten. Nach einem abgeklungenen Delir berichten die meisten Patienten, dass sie sich noch gut an die Erlebnisse während der akuten Phase erinnern können, räumen aber (oft schamhaft) ein, es müsse sich wohl um Sinnestäuschungen gehandelt haben.

Nicht so mein neuer Patient. Er schwor Stein und Bein, dass alles real gewesen war in dieser Nacht. Das Scharren, das Klopfen, die Stimme, die Fliegen. Die Unverrückbarkeit seiner Überzeugung hatte etwas durchaus Wahnhaftes, und ich änderte allmählich meine Einschätzung. Offensichtlich litt Alois Gschwendner an einer Psychose. Ein Beeinträchtigungs- und Verfolgungswahn (die Bamberger), akustische (das Scharren und die Stimme) und optische (die Fliegen, die fliehenden Bamberger) Halluzinationen. Das machte die Sache nicht einfacher. Vor allem Trugwahrnehmungen optischer Art sind häufig ein Hinweis auf eine organische Ursache einer psychotischen Störung, aber da war ich ja nicht fündig geworden. Und eine nicht organisch bedingte psychotische Ersterkrankung im Alter von 85 Jahren wäre eine absolute Ausnahme.

Auch die Befragung seiner Tochter Christa, die immer wieder zu Besuch kam, brachte mich nicht weiter. Er sei nie ernsthaft krank gewesen, vor allem nicht psychisch. Er habe bis zu seiner Berentung im Sägewerk gearbeitet, sei jetzt seit zwanzig Jahren zu Hause.

»Hat Ihr Vater irgendwelche Hobbys?«

»Naa, der Papa is die ganze Zeit daheim. Die gehn kaum raus, außer zum Einkaufen. Ganz ganz selten kommt's vor, dass er mal ins Wirtshaus geht, aber das sind echt Ausnahmen. Des mag auch die Mama nicht so gern.«

Mir fiel wieder ein, was Frau Hofer gesagt hatte.

»Ihre Mutter war mal depressiv, habe ich gehört?«

»Ja, vor vielen Jahren. Da war sie mal in Gabersee. Aber das ist schon sehr lange her. Wissen's, mit der Mama, da hab ich mich früher ned so gut verstanden. Die war recht streng mit mir. Mim Papa war's immer einfacher, aber ehrlich gsagt glaub ich, dass die Mama immer mehr das Sagen ghabt hat. Und seit des war mit dera Depression, da is sie recht still gworden. Ich glaub, der Papa lasst sie ned so gern allein, deswegen bleibt er immer bei ihr.«

»Hat Ihr Vater Ihnen erzählt, dass eine Familie Bamberger ihn und Ihre Mutter bedrohen würde?«

»Was, der Papa hat des gsagt? Er?«

»Ja, das war ja der Grund, warum er nachts aus dem Haus gelaufen ist.«

»Ach so.«

»Ja, und? Wissen Sie da was darüber?«

»Na, da weiß i nix. A so a blöde Gschicht.«

»Bisher war ja Ihre Mutter noch gar nicht zu Besuch. Meinen Sie, sie kommt noch? Mit ihr würde ich auch gerne mal reden.«

»Mei, des werd schwierig werden. Die is ned gut beinand. Ich bin ja jetzt jeden zweiten Tag draußen bei ihr, damit der Papa sich keine Sorgen macht. Aber die is ned gut drauf.«

Nach knapp vier Wochen Beobachtung war ich mir sicher, dass Alois Gschwendner nicht an einer akuten und vorübergehenden Störung litt, sondern an einer handfesten Psychose. Wie auch immer man sich das in diesem Alter erklären sollte. Ich begann mit einer vorsichtigen Therapie mit einem Antipsychotikum. Erfreulicherweise vertrug er es gut, und innerhalb einer Woche begann auch der Wahn etwas an Dynamik zu verlieren. Mein Patient war sich nicht mehr gar so sicher, dass die Bamberger-Zombies durch den Wald vor seinem Haus schlichen, um ihn in den Frillensee zu werfen.

»Herr Doktor, ich sag Ihnen was. Was mir gut tut da herin in der Klinik, des is die Ansprach. Ich vertrag mich ja mit den meisten Patienten recht gut. Und so ein Ratsch zwischendurch, des hab ich ja gar nimmer ghabt die letzten Jahre. I mag mei Resi wirklich von Herzen gern, aber so richtig viel zum Reden ham wir beide ja nicht mehr ghabt. Außerdem geht's ihr ja auch ned so gut. Der tät das auch mal nicht schlecht, wenn die ein paar Wochen da herin wär. Aber die werd nicht mögen. Seit die in Gabersee war, mag die nicht mehr ins Krankenhaus.«

»War das so schlimm für Ihre Frau in Gabersee?«

»Naa, des is a gute Klinik. Aber es hat halt sehr lange gedauert, fast ein halbes Jahr. Und so ganz die Alte ist sie nicht mehr geworden. Sie is halt schon sehr still. Und sie liegt viel im Bett. So richtig gut geht's der auch ned.«

»Ein halbes Jahr war Ihre Frau in der Klinik? Das ist schon sehr lang.«

»Ja, des war zu lang für sie. Seither geht mir die in keine Klinik mehr. Herr Doktor, wann derf i denn hoam? Ich müsst mich wieder um die Resi kümmern.«

»Lang wird es nicht mehr dauern. Ihre Ängste haben ja

schon nachgelassen. Mir ist nur wichtig, dass wir uns einigermaßen sicher sein können, dass Sie nicht wieder nachts in den Wald laufen, um Feinde zu bekämpfen.«

»Naa, Herr Doktor, des is ma jetz scho klar, dass des übertrieben war. Da war ich a bissl sehr nervös in dera Nacht. Und ich glaub jetzt auch, dass ich mir das eingebildet hab mit der Stimme. Und die Fliegen, das wird wohl doch der Wind gewesen sein. Und dann im Wald, da siehst eh nicht so gut mitten in der Nacht, da hab ich irgendwelche Schatten gesehn.«

»Glauben Sie denn jetzt nicht mehr, dass die Bamberger Sie in den Frillensee werfen wollen?«

»Ich hoff's mal nicht, dass das so ist. Naa, wahrscheinlich ham Sie recht, so was kann überhaupt nicht sein.«

Alois Gschwendner war auf dem besten Wege, sich von seinem Wahn zu distanzieren. Es gelang ihm, seine anfangs felsenfeste Überzeugung mit seiner bisherigen Erfahrung und seinem Wissen abzugleichen. Im Fachjargon heißt das, er bekam allmählich wieder Realitätsbezug. So ganz abgeklungen war der Wahn noch nicht, aber man konnte jetzt darüber reden, dass es sich vielleicht doch um eine Störung seiner Wahrnehmung und seines Denkens gehandelt haben könnte.

Demnächst würde er sich in ambulante Behandlung begeben können. Nachdem wir eine gute therapeutische Beziehung aufgebaut hatten, wollte er gerne weiter zu mir kommen, was mich freute. So könnte ich ihn weiter begleiten und außerdem im Auge behalten, ob sich nicht doch noch irgendeine organische Erkrankung zeigte, die man einfach bisher nicht hatte diagnostizieren können. Noch immer hatte ich nämlich keine richtig schlüssige Erklärung für das Auftreten einer Psychose in seinem Alter gefunden.

Um seine Entlassung vorzubereiten, schlug ich ihm vor, die nächsten Wochenenden zu Hause zu verbringen. Ich wollte sehen, welchen Einfluss die häusliche Umgebung auf ihn und sein Krankheitsbild hatte. Doch dazu musste ich zunächst eines abklären.

»Herr Gschwendner, wenn wir das so machen, dass Sie das nächste Wochenende zu Hause verbringen, müsste ich wirklich vorher einmal mit Ihrer Frau sprechen. Meinen Sie nicht, dass die mal zu einem Gespräch kommen könnte? Vielleicht wenn Ihre Tochter sie herfährt und wieder nach Hause bringt?«

»Nein, Herr Doktor, das glaub ich nicht. Die geht mir kaum mehr aus dem Haus. Die wird nicht mögen.«

Ich hatte kein gutes Gefühl dabei, ihn ohne dieses Gespräch mit der Ehefrau heimzuschicken. Und wenn Sie nicht zu mir kommen wollte, musste ich wohl oder übel zu ihr gehen. Christa Gschwendner versprach mir, ihre Mutter zu fragen, ob es in Ordnung wäre, wenn ich sie zu Hause aufsuchte. Sie meldete sich am nächsten Tag und erzählte, die Mutter habe »nicht begeistert« reagiert, wolle sich aber darauf einlassen. Schließlich vermisste sie ihren Ehemann und wollte ihn bald zurückhaben.

Ehrlich gesagt war ich froh über diese Option. Hausbesuche sind immer unglaublich aufschlussreich. Das häusliche Umfeld jedes Patienten kennenzulernen, ist normalerweise aus Zeitgründen nicht möglich. Ich konnte es aber gut einrichten, Frau Gschwendner einen Besuch in ihrem Haus im Wald abzustatten.

Es war ein wunderschöner Spätherbsttag, als ich mich ins Auto setzte. Die Sonne schien, es war so warm, dass man mit heruntergelassenem Fenster fahren konnte, und ich war bester Laune. Die Tätigkeit als Land-Psychiater hatte eindeutig ihre Vorzüge. Als ich mich dem Frillensee näherte, musste ich das Fenster wieder schließen.

Der See gilt als kältester in ganz Deutschland, und entsprechend werden jedes Jahr rekordverdächtige Minustemperaturen in dieser Gegend gemessen. Das Wasser friert oft schon im November zu, und zwar nicht vom Rand, sondern von der Mitte her. In unmittelbarer Umgebung des Sees, den man nicht mit dem Auto anfahren kann, liegt ein Hochmoor.

Ich nahm bei Adlgaß die mir von Herrn Gschwendner genau geschilderte Route zu seinem Haus. Es war ein Privatweg mitten durch den Wald. Das Haus lag auf einer kleinen Anhöhe und war tatsächlich rings von Bäumen umgeben. Ich konnte mir nicht recht vorstellen, wie man im Winter hierhergelangen sollte bei den gigantischen Schneemengen in dieser Gegend. Vor dem Haus gab es einen Unterstand, in dem ich das Auto abstellte. Ich blickte mich um. Es war wirklich ein verzauberter Ort. Die Bäume hielten den halben Tag die Sonne ab, so dass das Haus meist im Schatten lag. Während es in Inzell sonnig und warm war, hatte ich hier den Eindruck, der Winter stünde schon vor der Tür.

Wie es wohl ist, hier zu leben?, dachte ich mir und nahm das Haus in Augenschein. Die Holzfassade erweckte den Anschein, als seien nicht nur die riesigen Buchen, die in großer Zahl am Waldrand standen, sondern auch das Haus hier gewachsen, als sei das Gebäude ein organischer Bestandteil des Waldes. Dann noch der nahe gelegene Frillensee und das benachbarte Moor. Märchenhaft. Hier also hatte mein Patient vor einigen Wochen nachts gegen halb vier die Haustür geöffnet, weil er eine Stimme seinen Namen rufen hörte. Dann war er, bewaffnet mit einem Beil, in den Wald gelaufen. Ich blickte mich um. Ringsum nichts als Bäume. Es grenzte an ein Wunder, dass er das überlebt hatte.

Das Haus hatte eine alte Klingel in Form einer an einen Draht gebundenen Glocke. Ich läutete, trat aber gleich ein. Die Tochter hatte meinen Besuch angekündigt und ihrer Mutter gesagt, sie könne im Bett bleiben, ich würde sie in ihrem Schlafzimmer aufsuchen. In dieser Gegend war es nicht ungewöhnlich, dass die Haustür tagsüber nicht abgeschlossen war. Erst nach dem Doppelmord auf dem Hochstaufen hatten einige Inzeller diese Angewohnheit geändert.

Ich stieg die hölzerne Treppe in den ersten Stock hinauf. Einige Stufen knarzten. Oben wandte ich mich nach links und klopfte an die erste Tür, genau wie es vereinbart war. Ich war nicht sicher, ob ich eine Antwort vernommen hatte, und trat ein.

Obwohl die Vorhänge nicht zugezogen waren, herrschte diffuses Zwielicht. Links stand ein schwerer Bauernschrank mit Verzierungen, daneben ein kleines Tischchen. Den meisten Platz im Zimmer aber nahm ein breites, mit Blumenornamenten bemaltes Bett ein. Ich erkannte Edelweiß und Enzian.

»Herr Doktor?« Eine leise Stimme.

»Ja, Frau Gschwendner, ich bin Doktor Teuschel. Grüß Gott. Darf ich mich zu Ihnen ans Bett setzen?«

Ihre Hand war klein und schmal, aber der Händedruck war kräftig. Resi Gschwendner sah Jahre älter aus als ihr Ehemann, obwohl sie, wie ich von ihrer Tochter wusste, fast zehn Jahre jünger war. Man hatte bereits einen Stuhl neben das Bett gestellt, auf den ich mich setzte.

»So, Herr Doktor, ham's hergfunden? Wie geht's jetzt meinem Alois?«

Ich berichtete ihr, dass er bald wieder nach Hause kommen würde und ich deshalb gerne mit ihr sprechen wollte.

»Aber Ihnen geht's ja auch nicht so gut, hat mir Ihr Mann erzählt. Müssen Sie viel im Bett liegen?«

»Die meiste Zeit.«

»Ja, was fehlt Ihnen denn?«

»Schwach bin ich.«

»Kommt der Hausarzt zu Ihnen?«

»Naa, ich bin ja ned krank. Nur schwach.«

»Aha. Und wie lang geht's schon so schlecht?«

»Ja mei.«

Diese Antwort kannte ich bereits. Schien in der Familie zu liegen.

Nach ihren Schilderungen verbrachte Resi Gschwendner die meiste Zeit im Bett. Zum Essen und für die Toilette stand sie auf, das Haus verließ sie aber nur ganz selten. Die einzige Gesellschaft war ihr Mann. Und hin und wieder die Tochter.

Trotz des insgesamt sehr schwachen Eindrucks spürte ich, dass Resi Gschwendner früher einmal eine resolute Frau gewesen sein musste. Viel war aber nicht davon übrig geblieben.

Ihre Themen waren insgesamt eher negativ gefärbt. Von anderen Menschen wollte sie nichts wissen. Sie erschien mir einerseits depressiv, andererseits aber auch etwas verbittert. Ihren Mann hatte ich dagegen als offen und positiv erlebt. Je länger ich mit Frau Gschwendner sprach, desto weniger konnte ich mir vorstellen, wie ihr Mann hier die letzten zwanzig Jahre mit ihr alleine und fast ohne Kontakte zur Außenwelt gelebt hatte. War das Liebe? Pflichtbewusstsein? Abhängigkeit?

»Frau Gschwendner, Sie wissen ja, dass Ihr Mann sich vor

einigen Wochen im Wald verlaufen hat. Wissen Sie auch, warum er rausgelaufen ist?«

»Mir hat keiner was gsagt. Die Christa hat gmeint, er war durcheinander.«

»Das kann man schon sagen. Er hatte wohl den Eindruck, dass sie und er bedroht würden, und wollte sich gegen imaginäre Angreifer zur Wehr setzen.«

»Was heißt ›imaginär‹?«

»Entschuldigung. Er hat sich die Angreifer eingebildet. Es war eine Sinnestäuschung. Er meinte, er habe einen Fliegenschwarm und ein paar Menschen im Wald gesehen. Deshalb ist er hineingelaufen.«

»Aber er hat sie nicht erwischt.«

»Nein, er hat sie nicht erwischt. Es war ja auch nur ein Irrtum, eine kurzfristige Funktionsstörung in seinem Gehirn.«

»Des hätt schlecht ausgehen können.«

»Ja, das stimmt. Wenn er nicht durch Zufall von der Polizei entdeckt worden wäre …«

»Zumindest glaubt er mir jetzt.«

»Was glaubt er Ihnen jetzt?«

»Dass die Bamberger dahinterstecken.«

»Wieso Ihnen glauben? Hat er Ihnen denn von dieser Familie Bamberger erzählt?«

Frau Gschwendner schüttelte den Kopf.

»Er hat's lange nicht glauben wollen. Am Anfang, als ich ihm davon erzählt hab, hat er mich sogar wieder ins Krankenhaus stecken wollen. Aber das mach ich nicht mit. Nach Gabersee geh ich nie wieder nei. Und jetzt sieht er, dass ich recht ghabt hab. Jetzt glaubt er mir.«

Nachdem ich mich von meiner ersten Verblüffung erholt hatte, befragte ich Frau Gschwendner noch über eine Stunde.

Sie erzählte mir genau dieselbe Geschichte wie ihr Mann. Nur wesentlich detaillierter. Je länger sie berichtete, desto klarer wurde mir, was hier los war. Als sie mit ihrer Erzählung über die Familie Bamberger zu Ende war, hatte ich nur noch eine Frage.

»Also, liebe Frau Gschwendner, jetzt weiß ich alles über diese drei Generationen der Familie Bamberger. Dass die Ihnen und Ihrem Mann nach dem Leben trachten. Dass die immer, wenn Ihr Mann aus dem Zimmer geht, zum Fenster reinschauen und Sie anstarren. Und wenn Ihr Mann nachts auf die Toilette geht, dann wachen Sie auf, weil einer von denen bei Ihnen auf dem Bett sitzt. Und dass Sie schon seit Jahren versucht haben, Ihren Mann davon zu überzeugen. Mir ist aber eines noch nicht klar. Warum machen die das denn?«

»Ich wollt's niemandem mehr sagen, Herr Doktor. Aber jetzt ist's auch schon egal. Jetzt kennen Sie schon die ganze Geschichte. Wie ich damals nach Gabersee gekommen bin, wo ich so schwer depressiv war, da ist mir was eingefallen.«

»Ja, was denn?«

»Sie werden jetzt gleich ganz schlecht von mir denken, Herr Doktor. Und es heißt ja, alle Schuld rächt sich auf Erden. Und deswegen muss ich büßen, so lange ich lebe. Deshalb muss ich ja hier liegen, und die Bamberger schauen durchs Fenster. Und jetzt, wo mein Mann nicht da ist, da sitzen die jede Nacht hier auf dem Bett, die ganzen toten Bamberger. Und das ist meine Buße, die ich bekommen hab. Schon auf Erden, heißt es, schon auf Erden rächt sich die Schuld. Das hat der Herrgott mir auferlegt, das ist jetzt meine Buße.«

»Wofür müssen Sie denn büßen, Frau Gschwendner? Wollen Sie mir das sagen?«

»Ja, jetzt sag ich's Ihnen, das macht's ja auch nicht besser oder schlechter. Also wie ich acht Jahre alt war, da ham wir Kinder immer hier in der Gegend gespielt. Und im Sommer, da waren auch die Bamberger mit uns hier am See. Und einmal, da warn die andern schon daheim, da waren nur noch ich und der Bamberger Toni am See. Der war damals vier Jahre alt. Und wir ham Steine gsammelt und auf dem kleinen Steg Häuser gebaut. Und da is der Toni auf einmal in See neigfallen.«

»Oje, oje. Is ihm was passiert?«

»Naa, dem is nix passiert. Weil ich hab ihn ja gleich rauszogen.«

»Und?«

»Und wie ich nach Gabersee kommen bin, da is mir eingfallen, dass ich gar nicht mehr weiß, ob ich ihn vielleicht reingschubst hab.«

»So? Haben Sie ihn denn reingeschubst?«

»Des weiß ich ja nimmer. Ausschließen kann ich's nicht.«

»Aber Sie haben ihn ja rausgezogen. Also wenn Sie ihn wirklich reingschubst hätten, hätten Sie Ihren Fehler dadurch wiedergutgemacht.«

»Des sagen Sie.«

»Sind Sie anderer Ansicht?«

»Wenn ich den wirklich reingschubst hätt, wär des doch ein Mordversuch. Der hätt ja ertrinken können.«

»Aber erstens ist ja nichts Schlimmes passiert und zweitens wissen Sie nicht mal, ob Sie ihn wirklich reingeschubst haben.«

»Jetzt weiß ich's schon. Wenn ich ihn nämlich nicht reingeschubst hätt, hätt mir der Herrgott ja keine Buße auferlegt. Dann würden ja die Bamberger nicht kommen. Die wissen das ja alle. Wenn die sterben, dann erfahren die, dass ich den Toni in Frillensee neigschubst hab. Deswegen kommen die und wollen mich und den Alois auch in See nei werfen. Da geht's um Rache, Herr Doktor. Die wollen sich rächen an mir.«

»Hm. Ich kenn mich jetzt nicht so gut aus mit dem Herrgott, aber warum sollte der denn so was Verzwicktes machen wie das mit den Bambergern? Können Sie sich das wirklich vorstellen, dass der die Toten aus den Gräbern auferstehen lässt und zu Ihnen schickt? Das ist doch mehr was für einen Horrorfilm, oder?«

»Ja, aber Sie sehen's ja, so was macht er auch. Sonst wären ja die Bamberger nicht jeden Tag hier. Und lesen's mal die Bibel. Unser Herrgott, der ist ganz schön einfallsreich bei solchen Sachen. Wenn's um Buße und Rache geht.«

Bei meiner Fahrt zurück in die Klinik schwirrte mir zwar noch der Kopf, aber gleichzeitig war ich mir sicher, hinter das Geheimnis von Alois Gschwendners Wahnerkrankung gekommen zu sein. Es handelte sich um eine seltene, aber bereits seit langem beschriebene Störung mit dem schönen Namen »folie à deux«. Dieses Krankheitsbild ist auch als »induzierte« oder »gemeinsame« wahnhafte Störung bekannt. Der Mechanismus wird deutlich durch den alten Begriff »psychotische Infektion«.

Nach meinem Gespräch mit Resi Gschwendner ging ich von Folgendem aus: Offensichtlich hatte sie im Rahmen ihrer schweren Depression vor vielen Jahren einen Schuldwahn ausgebildet. Bei dieser Wahnform entwickeln die Patienten die Überzeugung, schwere und nicht zu tilgende Schuld auf sich geladen zu haben. Typischerweise liegen die

Verfehlungen, um die es geht, Jahre oder Jahrzehnte zurück. Oft handelt es sich um Banalitäten, die die Patienten längst vergessen haben, die ihnen aber im depressiven Zustand plötzlich wieder einfallen.

In Frau Gschwendners Fall reichte schon die Ungewissheit aus, ob sie den kleinen Toni in den See geschubst hatte oder nicht. Aus diesem Zweifel, aus diesem »es könnte so gewesen sein« wurde ein Wahn mit lebenslanger Buße geboren.

Normalerweise klingt ein Schuldwahn wieder ab, sobald die Depression vorbei ist. Ich überlegte, ob mir ein anderer Fall bekannt war, bei dem der Wahn weiterbestand, obwohl die Depression ausgeheilt war, aber ich wurde nicht fündig. Außerdem war Resi Gschwendner ja damals nicht als geheilt entlassen worden. War das der Grund dafür, dass diese Überzeugung sich bei ihr so festgesetzt hatte? Oder hatte sich der depressive Schuldwahn im Laufe der Jahre quasi selbständig gemacht und beherrschte das Leben der armen Frau nunmehr als eigenständige Erkrankung? Das wäre zwar auch eine bemerkenswerte Entwicklung, zu der mir kein vergleichbarer Fall einfiel, aber bei dieser Geschichte schien alles anders zu sein als sonst.

Was auch nicht zu einem rein depressiven Wahn passte, waren die optischen Trugwahrnehmungen, unter denen Frau Gschwendner noch viel drastischer litt als ihr Mann. Jede Nacht tote Bamberger am Bett, die sich rächen wollen. Sie hatte mir diese Geschichte einigermaßen distanziert erzählt, und ihre Gelassenheit passte nicht recht zu den gruseligen Erlebnissen, die sie hatte. Diese sogenannte »parathyme Affektstörung« sprach eher für eine schizophrene Psychose. Es gab also eine Menge Ungereimtheiten in diesem Fall.

Als ich mich der Klinik näherte, waren meine Gedanken

wieder bei Alois Gschwendner. Er hatte sich, um ein Bild aus der somatischen Medizin zu wählen, bei seiner Frau »angesteckt«. Das ist nicht wörtlich zu verstehen, natürlich ist ein Wahn nichts Ansteckendes. Aber in Fällen von folie à deux leidet ein Patient an einer manifesten Wahnerkrankung und ein Angehöriger, Ehepartner oder sonst in enger Gemeinschaft mit dem Kranken lebender Mensch übernimmt im Laufe der Zeit dessen wahnhafte Überzeugungen. Der Mechanismus ist noch nicht vollständig geklärt, aber soziale Isolation und enges Zusammenleben sind in den meisten Fällen eine Voraussetzung für die Entwicklung eines gemeinsamen Wahns.

Das bedeutete, dass ich Alois Gschwendner nicht ohne weiteres wieder nach Hause schicken konnte. Bei der fast schon autistischen Lebensweise, die die beiden führten, wäre es wohl nur eine Frage der Zeit, bis der Wahn sich bei ihm wieder festsetzen würde. Ganz davon abgesehen war es mir natürlich ein Anliegen, auch Resi Gschwendner zu behandeln, um zumindest den Versuch zu unternehmen, sie von ihrem alptraumhaften Erleben zu befreien. Die Aussichten dafür standen aber nicht allzu gut, denn je länger ein Wahn unbehandelt besteht, desto geringer ist die Wahrscheinlichkeit, dass er wieder verschwindet.

Außer einer medikamentösen Behandlung wären für das Ehepaar Gschwendner regelmäßige therapeutische Gespräche und vor allem eine Änderung ihres Lebenswandels dringend erforderlich. Die Abgeschiedenheit ihres Hauses im Wald war der ideale Nährboden für die Entwicklung der gemeinsamen Wahnerkrankung gewesen. Ich hoffte sehr, dass es mir gelingen würde, die beiden wieder etwas mehr »unter die Leute« zu bringen.

Mit Herrn Gschwendner führte ich ein offenes Gespräch und erklärte ihm meine Sicht der Dinge. Er gestand jetzt, er habe mir nicht erzählen wollen, dass es bei den toten Bambergern um Rache ging. Er glaubte, seine Ehefrau schützen zu müssen. Keiner sollte erfahren, dass sie vor langer Zeit – vielleicht – den kleinen Toni in den Frillensee geschubst hatte. Er hatte also auch die schuldhafte Verarbeitung dieser Episode aus Kindertagen von seiner Frau übernommen. Anders als diese ließ er sich aber in mehreren Gesprächen darauf ein, die Schwere der Schuld zu relativieren.

»Mei, des warn ja auch Kinder damals, die machen halt auch mal an Blödsinn.«

Es kostete einige Mühe und Überzeugungskraft, Resi Gschwendner davon zu überzeugen, sich in der Klinik aufnehmen zu lassen. Abgesehen von ihrer Erkrankung war sie ein richtiger Dickkopf. Mit vereinten Kräften gelang es ihrem Mann, ihrer Tochter und mir aber schließlich doch. Da ich vermeiden wollte, dass die folie à deux wieder aufflammte, wurde Alois Gschwendner am nächsten Tag entlassen und kam wöchentlich ambulant zu mir.

Wie nicht anders zu erwarten, gestaltete sich Frau Gschwendners Behandlung sehr zäh. Zusätzlich zu dem völlig verfestigten Wahn war sie durch die jahrelange Inaktivität auch körperlich in keinem guten Zustand. Es dauerte gute vier Wochen, bis ich den Eindruck hatte, dass sie sich etwas stabilisierte. Auch sie konnte ein klein wenig auf Distanz gehen, was das Schuldthema anging, blieb aber felsenfest davon überzeugt, dass die Bamberger auf Rachefeldzug waren und ihr nach dem Leben trachteten. Zumindest hatte sie in der Klinik keine optischen Halluzinationen mehr.

Ich war geneigt, der doch sehr speziellen Situation in dem

abgelegenen Haus im Wald einen großen Anteil an der nicht minder speziellen Ausgestaltung des Gschwendner'schen Wahns zuzusprechen. Vielleicht ist das eine ganz besondere Land-Psychose, dachte ich mir.

Mittlerweile war mir klar, dass ich das Ehepaar Gschwendner nie dazu bringen würde, ihr Haus zu verlassen. Also versuchte ich, ein Maximum an häuslicher Versorgung zu organisieren. Die beiden sollten nie wieder in eine derart ausgeprägte Isolation kommen. Alois kam regelmäßig zu seinen Terminen. Er war jetzt nahezu vollständig distanziert von seinem Wahn und konnte die Zusammenhänge dieser gemeinsamen Entwicklung gut nachvollziehen. Freimütig räumte er ein, dass er sicherlich der passivere Partner sei und seine Frau schon immer »die Hosen anhatte«.

»Ich hab ihr eh immer alles glauben müssen, dann hab ich ihr halt irgendwann auch diesen ganzen Blödsinn geglaubt«, lautete seine Zusammenfassung.

Ich war mit dieser Entwicklung einigermaßen zufrieden. Eine folie à deux sieht man schließlich nicht alle Tage, noch dazu mit dieser besonderen lokalen Komponente. Und es schien mit meinen beiden Patienten allmählich bergauf zu gehen. In diese Zufriedenheit hinein rief mich eines Morgens meine Sekretärin an.

»Herr Doktor, der Herr Gschwendner ist am Telefon. Er ist ziemlich aufgeregt. Können Sie grad mit ihm sprechen?« Ich ließ durchstellen.

»Herr Doktor? Herr Doktor, wir ham uns alle getäuscht! Des stimmt mit dene Bamberger, des stimmt alles! Ich hab jetzt den Beweis! Des is alles echt, Herr Doktor, kein Wahn!«

Von dem völlig aufgelösten Alois Gschwendner war nur in Erfahrung zu bringen, dass er im Haus etwas entdeckt hatte, das er mir unbedingt zeigen wollte. Ich bat ihn, gleich in die Klinik zu kommen und vorsichtig zu fahren.

Keine halbe Stunde später saß er kopfschüttelnd und immer noch sehr erregt vor mir. Ganz außer Atem erzählte er, wie er im Haus gründlich sauber machen wollte und deshalb auch einmal die Matratzen ausgeklopft habe.

»Des machen mir sonst nie, aber des ghört sich doch amal. Und jetzt, wo die Resi ned dahoam is, hab ich die Matratzen rausgnommen. Und da hab ich des gfunden.«

Er legte ein dickes Bündel Briefe vor mich hin.

»Schaun Sie sich des amal an, Herr Doktor. Des is alles Realität. Kein Wahn!«

Offensichtlich hatte seine Frau die Briefe unter ihrer Matratze versteckt. Alle waren an Resi Gschwendner adressiert. Als Absender stand »Familie Bamberger« auf den Umschlägen. Ich nahm ein Schreiben heraus und las.

Du Mörderin!

Glaub nicht, dass du uns auskommst. Und dein Mann auch nicht. Versteckts euch nur in eurer alten Hüttn. Wir werden euch schon rausziehen aus eurem Loch, wenn die Zeit reif ist. Dann wirst sehen, wie das ist, wennst in den See neigeschmissen wirst. Du böses Weib, du mörderisches! Jeden Tag schauen wir nach dir, und einmal nehmen wir dich mit. Vergiss das nicht! Im Jenseits wartet die Hölle auf dich! Ganz unten im Frillensee, da wartet er schon auf dich, der Teufel.

gez.
Fam. Bamberger

Es waren jede Menge Briefe, alle in dieser Art. Voller Hass, Drohungen, Schmähungen. Sie waren in Siegsdorf abgestempelt worden, dem Heimatort der Bamberger. Den Poststempeln nach zu urteilen, waren die ersten Briefe vor etwa sieben Jahren abgeschickt worden.

Alois Gschwendner war sichtlich mit den Nerven am Ende. Gerade erst hatte er sich darauf eingelassen, dass diese ganze Geschichte nur auf einer Wahnerkrankung seiner Ehefrau basierte, und jetzt fielen ihm diese Briefe in die Hände, die scheinbar belegten, dass das alles doch keine Einbildung war.

»Und Sie haben keinen von diesen Briefen jemals gesehen?«, fragte ich ihn.

»Nein, die Post, des hat immer die Resi gmacht. Ich hab ihr immer die Post gegeben und sie hat des alles gmacht. Immer schon.«

Es gelang mir mehr schlecht als recht, meinen Patienten davon zu überzeugen, dass diese Briefe nicht von den verstorbenen Bambergern stammten. Er war zu schockiert, um sich so richtig darauf einzulassen. Ich bat ihn, zunächst seiner Frau nicht zu sagen, dass er die Briefe entdeckt hatte. Nachdem er einigermaßen seine Fassung wiedergefunden hatte, vereinbarten wir einen Termin für den nächsten Tag, und er machte sich wieder auf den Weg nach Hause. Die Briefe ließ er bei mir.

Ich las noch weitere dieser hasserfüllten Schreiben und versuchte mir vorzustellen, welche Wirkung sie auf Resi Gschwendner gehabt haben mochten. In ihre wahnhafte Überzeugung hinein mussten diese Schreiben ihre Ideen noch einmal deutlich verstärkt haben. Waren die Briefe mit schuld daran, dass in diesem Fall nichts so war, wie man es erwarten würde? Ich konnte mittlerweile gar nicht mehr sagen, wie groß der Einfluss der äußeren Faktoren auf das Krankheitsbild der Gschwendners wirklich war.

Nun würde ich eine schwierige Entscheidung treffen müssen. Aber zunächst einmal wollte ich mir Gewissheit verschaffen, was diese Briefe anbelangte. Und dazu musste ich Resi Gschwendner eine Frage stellen.

Am Abend dieses Tages telefonierte ich noch einmal mit Alois. Ich erzählte ihm, dass seine Frau Fortschritte machte und dass ich trotz allem zuversichtlich war, dass die ganze Geschichte ein gutes Ende nehmen würde. Die Bedeutung der Briefe versuchte ich etwas herunterzuspielen. Nach dem Telefonat stapelte ich die Briefumschläge auf meinem Schreibtisch und wartete. Ich hatte noch einen letzten Besucher einbestellt.

Viel musste ich nicht sagen. Vielleicht war es die Überraschung, den Stapel Briefe auf meinem Schreibtisch zu sehen, vielleicht der Ernst in meiner Miene und die förmliche Haltung, die ich einnahm. Kurz deutete ich an, dass nach meiner Meinung diese Briefe auch strafrechtliche Relevanz hatten, darüber aber die Polizei entscheiden müsse. Wahrscheinlich wäre das aber gar nicht nötig gewesen. Christa Gschwendner gestand sofort, die Briefe geschrieben zu haben.

Ihre Mutter hatte mir auf mein Nachfragen erzählt, dass sie auch ihrer Tochter von ihren Wahnvorstellungen berichtet hatte, diese aber nur gemeint habe, sie solle sich »nicht so einen Schmarrn einreden«. Also wusste Christa von der Bamberger-Geschichte, obwohl sie es in allen unseren bisherigen Gesprächen abgestritten hatte. Außerdem gab es in diesem isolierten Umfeld niemanden, der sonst als Verfasser der hasserfüllten Texte in Frage kam.

»Warum haben Sie diese Briefe an Ihre Mutter geschickt?«

»Herr Doktor, wenn Sie wüssten, was diese Frau mir angetan hat. Zeitlebens hat die mich schikaniert. Schon als Kind hat sie mich gehauen und geschlagen, wie es ihr gerade eingefallen ist. Das ist eine böse Frau, eine durch und durch böse Frau. Wie die depressiv geworden ist, da hab ich mich richtig gefreut. Das hast jetzt davon, hab ich mir gedacht, das geschieht dir recht. Mit dem Blödsinn von den Bambergern hab ich mich zuerst gar nicht befasst. Aber wie die Mama aus der Klinik kommen ist, ist mir des eingefallen mit den Briefen. Wart, du Mamateufel, hab ich mir gedacht, dir werd ich die Hölle schon heiß machen. Mir tut des auch ned leid, des hat die alles verdient.«

»Und Ihr Vater? Der ist ja jetzt auch voller Angst und Sorgen. So wie er heute bei mir saß, hält er das nicht lange durch mit seinen 85 Jahren.«

»Ja, des war blöd, dass der die Briefe jetzt auch gsehn hat. Der kann ja nichts dafür.«

»Ja, Frau Gschwendner, was machen wir denn jetzt? Wollen wir Ihren Eltern sagen, dass Sie diese Briefe geschrieben haben? Aus lauter Hass und um sich an Ihrer Mutter zu rächen.«

»Um Gottes willen, Herr Doktor, bloß ned! Der Vater! Des bricht dem doch as Herz!«

»Was dann?«

»Ich hör auf mit dene Briefe, ich versprech's Eahna, ganz ehrlich, jetzt hör ich auf damit. Das wollt ich doch nie, dass der Papa die liest.«

»Na ja, jetzt ist das Kind in den Brunnen gefallen, jetzt hat er sie schon gelesen.«

Ich machte eine kleine Pause.

»Aber ich hätte da schon eine Idee, was Sie machen könnten.«

Lange hatte ich an diesem Tag darüber nachgedacht, wie ich mich hier verhalten sollte. Auch ich zweifelte keinen Moment daran, dass es sowohl Resi als auch Alois Gschwendner bis ins Mark treffen würde, wenn sie die Wahrheit erfahren würden, die hinter diesen Briefen stand. Wäre es da nicht grausam, ihnen die Augen zu öffnen?

Aber durfte ich ihnen diese Wahrheit überhaupt vorenthalten? Hatten sie nicht ein Recht darauf zu wissen, dass ihre eigene Tochter alles getan hatte, um sich an der Mutter zu rächen und ihr die Hölle auf Erden zu bereiten?

Christa Gschwendner ließ sich sofort auf den Vorschlag, den ich ihr machte, ein.

Drei Tage später brachte ein wiederum völlig aufgelöster Alois einen neuen Brief. Diesmal lautete der Absender Anton Bamberger. Der kleine Toni, den Resi beim Spielen vor über sechzig Jahren vielleicht in den Frillensee geschubst hatte und der schon seit einigen Jahren tot war. Der Brief war noch verschlossen.

»Herr Doktor, um Gottes willen, jetzt ist schon wieder einer da. Soll ma den der Resi überhaupt geben?«

»Dazu müssen wir jetzt schon wissen, was drin steht. Haben Sie ihn denn noch nicht aufgemacht?«

Ich konnte ihn überzeugen, dass in diesem Fall die Fürsorge gegenüber seiner Frau das Briefgeheimnis überwog. Was mir leicht fiel, da ich ja den Inhalt des Briefes kannte.

Mit zittrigen Fingern öffnete Alois Gschwendner den Umschlag so, dass wir ihn danach wieder zukleben konnten. Dann legte er den Brief zwischen uns auf den Tisch.

Liebe Resi,

meine Leut haben dir die letzten Jahre recht zugesetzt. Und
mich hat keiner gefragt. Mir gefällt das nicht, dass die
dich in den Frillensee reinschmeissen wollen. Das hab ich
ihnen auch gesagt. Jetzt erinner ich mich nämlich wieder
an alles. Du hast mich damals nicht in den See geschubst.
Ich bin auf den Steinen ausgerutscht, die wir da hingelegt
hatten. Aber du hast mich gleich rausgezogen. Wahr-
scheinlich hast du mir damit sogar das Leben gerettet.
Und deshalb hab ich meinen Leuten gesagt, dass sie dich
in Ruhe lassen sollen. Und so wird das jetzt auch gemacht.
Es kommt jetzt keiner mehr und in den Frillensee werfen
sie dich auch nicht. Machs gut.

Toni Bamberger

Als ich die Verwirrung in Alois Gschwendners Gesicht sah,
bekam ich ein ganz schlechtes Gewissen. Konnte das gut-
gehen? Machte ich mich damit nicht zum Komplizen des
Wahnsystems, das meinen Patienten so sehr zugesetzt und
das ich mit Mühe behandelt hatte? Rechtfertigten diese
Mittel die dahinterstehende Absicht, Resi und Alois zu ent-
lasten? Aber jetzt war die Entscheidung gefallen, und Christa Gschwendner hatte ihren letzten Brief geschrieben. Alois
übergab seiner Frau die Post, darunter den Brief, den wir
wieder in einen Umschlag gesteckt und verschlossen hatten.
Sie sollte nie erfahren, dass er den Inhalt kannte. Resi packte
die ganze Post in ihre Nachttischschublade, um sie später
zu lesen. Zu gerne hätte ich gewusst, was in ihr vorging, als
sie den Brief im Laufe des Tages alleine in ihrem Zimmer

las. Bei der Abendvisite war sie wie immer und erzählte mir, heute sei nichts Besonderes vorgefallen. Der Alois sei ein bisschen aufgeregt gewesen, und sie habe versucht, ihn etwas zu beruhigen.

»Wissen's, Herr Doktor, der nimmt sich alles immer so zu Herzen. I bin scho immer die robustere gwesen von uns beiden.«

In der folgenden Nacht schlief Resi Gschwendner das erste Mal seit ihrer Aufnahme in die Klinik ohne Schlafmittel.

Eis

Warum bleibt von einer Geschichte etwas hängen und von einer anderen gar nichts? Warum erinnert man sich an den einen Patienten gut und an den anderen nicht? Sie meinen, das hat mit uns selbst zu zun? Mag sein. Für mich habe ich noch eine andere Erklärung gefunden.

Ich erinnere mich immer dann besonders gut an einen Fall, wenn die Begleitumstände wie inszeniert erscheinen. Wenn alles zusammenpasst und ich den Eindruck habe, das könnte man jetzt verfilmen. Oder zumindest vertonen. Die jung Verliebten im Frühling, die Abschiednehmenden im Herbst.

Und das Eis im Winter.

Schon seit Wochen war es bitterkalt. Obwohl wir erst Mitte Dezember hatten, beschlich mich das Gefühl, in einem endlosen Winter gefangen zu sein. In dem kleinen Zimmer, in dem ich als Untermieter meine psychotherapeutische Praxis betrieb, heizte ich verzweifelt gegen die Kälte an. Ich therapierte im Rollkragenpullover. Ich stellte zusätzlich zur Zentralheizung einen fahrbaren Radiator auf. Es blieb kalt. Das Thermometer im Zimmer zeigte über 20 Grad, aber gefühlt war es, als säße ich draußen auf der verschneiten Fläche vor dem Münchner Isartor. Hatte ich eine Freistunde, vielleicht weil ein Patient abgesagt hatte, so starrte ich oft minutenlang aus dem Fenster, fasziniert davon, wie die Kälte München im Griff hatte. Wer es vermeiden konnte, ging nicht nach draußen. Wer raus musste, vermummte sich bis zur Unkenntlichkeit und stapfte über verschneite Gehsteige oder rutschte auf fies vereisten Wegen aus.

An der Hauswand hatten sich Eiszapfen gebildet. Ich öffnete das Fenster und legte die Hand um einen. Solange ich es aushielt.

Was kann kälter sein als Eis?, dachte ich.

»Makellos« kam mir in den Sinn. Minutenlang hatte ich überlegt, wie ich diese Frau beschreiben würde. Sie war Ende 50, hatte aber etwas Altersloses. Sehr gepflegt, teuer gekleidet, dezent geschminkt. Die platinblonden Haare mittellang, leicht toupiert. Tiefblaue Augen. Schmale Lippen, die ihrem Mund etwas Verkniffenes geben konnten, wenn sie nicht lächelte. Aber sie lächelte fast immer. Ja, sie hatte Fältchen, so wie man mit Ende 50 nun mal Fältchen hat. Aber sie war schön auf eine Weise wie teures Porzellan schön ist. Makellos eben.

Christina war vor drei Wochen das erste Mal zu mir gekommen. Ein befreundeter Arzt hatte ihr meine Adresse gegeben.

»Seien Sie nicht allzu traurig, wenn Sie mir nicht helfen können«, sagte sie zur Begrüßung und lächelte mich an. Insgesamt hatte sie in ihrem Leben schon vier Therapien hinter sich gebracht. Eine Zeitlang war sie auch mit Medikamenten behandelt worden, aber richtig geholfen hatte nichts. Auch körperliche Untersuchungen hatten nichts Wesentliches ergeben. Bis auf einen leicht erhöhten Cholesterinspiegel und eine Neigung zu Venenentzündungen war Christina kerngesund. Sie litt an Schlafstörungen, grübelte etwas zu viel und war oft traurig. »Nicht richtig depressiv«, sagte sie, »aber traurig.«

Christina betrieb einen Antiquitätenladen. Sie war sehr erfolgreich, hatte viele Stammkunden. Mit dem Erbe, das die Mutter ihr und ihrer Schwester vermacht hatte, konnte sich die gelernte Drogistin den Traum vom eigenen Laden erfüllen.

Christina lebte alleine.

»Sehen Sie, das ist eines meiner Probleme, ich hatte immer genug Verehrer, aber ich kann einfach keine tiefen Gefühle empfinden. Mir geht nichts so richtig nahe. Außerdem hatte ich immer das Gefühl, die Männer hätten Angst vor mir.«

»Wie kommen Sie darauf?«

»Einer sagte mal, es würde ihn verunsichern, dass ich in seinen Augen keinen Fehler hätte. Das stimmt natürlich nicht, ich habe viele Fehler. Aber ich glaube, ich komme immer etwas kühl rüber.«

»Apropos kühl, ist Ihnen hier drinnen warm genug? Die Heizung scheint irgendwie nicht richtig zu funktionieren.«

»Es ist in Ordnung.«

Die Unfähigkeit, Freude zu empfinden, bezeichnen Psychiater mit dem Begriff Anhedonie. Besonders häufig tritt das Phänomen bei Depressionen auf. Christinas Schlafstörungen, ihre Neigung zum Grübeln und zur Traurigkeit begründeten meinen ersten Verdacht, dass sie an einer Depression litt. Gleichzeitig passte vieles nicht ins Bild. Der lange Verlauf (eine »lebenslange« Depression?), Christinas guterhaltene Spannkraft und Leistungsfähigkeit sprachen dagegen.

Mein zweiter Verdacht war bereits bei Christinas erster Bemerkung entstanden. Sie gab ihrem Bedauern Ausdruck, dass ich ihr nicht würde helfen können. Das war zwar freundlich und fast fürsorglich formuliert, beinhaltete aber auch eine gewisse Abwertung. Woher wollte sie wissen, dass ich das nicht hinkriegen würde? Hielt sie ihre Störung für so einmalig, für so »noch nie dagewesen«? In meinen Ohren klang hier etwas Überhebliches mit. Mit der Aura der Einmaligkeit umgeben sich gerne Menschen mit einer narzisstischen Persönlichkeitsstörung. Sie sind selbst in ihren Erkrankungen und psychischen Problemen etwas ganz Besonderes. Zumindest in ihrer eigenen Einschätzung. Personen aus ihrem Umfeld werden von Narzissten dagegen abgewertet. Könnte also passen.

Meine Frage, ob es Christina warm genug sei, war deshalb auch ein Test gewesen. Ein depressiver Patient hätte sich beeilt, mich davon zu überzeugen, dass alles in bester Ordnung war. Ganz erfüllt von dem Bestreben, mir nur ja nicht zur Last zu fallen, hätte er vielleicht betont, dass die Zimmertemperatur für ihn nicht so wichtig sei und ich mir diesbezüglich keine Gedanken machen solle.

Ein Narzisst dagegen hätte die Chance genutzt, gleich zu Beginn unserer Zusammenarbeit mir gegenüber in eine Machtposition zu gelangen. Bei ihm würde die Reaktion eher lauten: »Na ja, ein wenig wärmer könnte es hier wirklich sein.« Und sein Blick wäre eine Mischung aus »Kriegst du es nicht einmal hin, richtig zu heizen? Und DU willst mir helfen können?« und »Glaub ja nicht, dass du mich hier öfter sehen wirst, wenn du nicht Bedingungen schaffst, die mir behagen«.

Als Psychotherapeut habe ich keinen Röntgenapparat und kein Sonographiegerät. Mein wichtigstes Untersuchungsinstrument ist der wache Blick auf die Beziehung, die der Patient zu mir aufbaut.

Christinas »Es ist in Ordnung« entsprach keinem der beiden Reaktionsmuster. Eine nüchterne Feststellung, freundlich, aber distanziert. Weder depressiv noch narzisstisch getönt. Leicht würde mir die Einschätzung hier also nicht fallen.

Wir begannen, ihre Biographie durchzugehen. Aufgewachsen in behüteten Verhältnissen, beide Eltern liebevoll und aufmerksam, zwischen ihr und der drei Jahre jüngeren Schwester war es zu den üblichen Streitigkeiten gekommen. Der Vater ein wenig strenger als die Mutter, aber niemals unbeherrscht oder grausam. Die Erziehung ausgewogen, wenig Zwang, keine drakonischen Strafen. Keine Erinnerung an traumatische Geschehnisse wie Missbrauch oder andere schwerwiegende Belastungen. Der Vater hatte eine Apotheke geführt, in der die Mutter stundenweise mitarbeitete. Auch die Töchter hatten immer wieder mitgeholfen. Weit und breit keine Probleme. Die Schule hatte Christina mit links absolviert, nach der Grundschule sei sie mit lauter Einsen aufs Gymnasium gekommen. Sie war nie sitzengeblieben, hatte einen Freundeskreis aufgebaut und viel in der Freizeit unternommen. Sport, Klavier, Gesang.

Drei länger andauernde Beziehungen hatte sie in ihrem Leben gehabt, die längste über dreizehn Jahre. Warum sie nie geheiratet habe? Na ja, da sei eben das Problem gewesen, dass sie sich über nichts so richtig freuen konnte. Anfangs habe sie immer noch darauf gewartet, dass sich endlich das Gefühl »große Liebe« einstellen würde. Irgendwann habe sie das aufgegeben.

»Wissen Sie, ich habe meine Partner immer sehr geschätzt. Wir hatten gute Gespräche, und die Beziehungen waren alle sehr vertrauensvoll. Aber im Bereich Zärtlichkeiten oder gar Sex konnte ich nicht viel bieten. Natürlich haben wir geschmust und auch miteinander geschlafen, aber es hat mich einfach nicht berührt.«

Sie habe keine Abneigung gegen Körperlichkeit und Sexualität, verspüre keinen Ekel, habe sich nie überwinden müssen. Aber das Gefühl von Intimität sei ihr fremd.

»Kann es sein, dass ich da einfach irgendein Gen nicht habe oder einen Defekt im Gehirn oder so etwas?«

Solche Fragen stellte mir Christina nicht etwa beunruhigt oder gar verzweifelt, nein, sie schien einfach nur interessiert daran, ob es eine wissenschaftliche Erklärung dafür geben könnte, dass ihr nichts so richtig naheging.

Wir versuchten zunächst mit einigen konkreten Aktionen, Christinas tiefere Gefühle hervorzulocken. Musik ist da immer eine gute Methode. Sie selbst bevorzugte Bach, als junge Frau hatte sie viel Barockmusik auf dem Klavier gespielt.

Wie nicht anders zu erwarten, war ihr Zugang analytisch und nicht emotional. Ich nötigte sie also zu Schubert und Tschaikowski, denen man gefühlsmäßig ja nur schwer ausweichen kann. Aber Christina schaffte das. Sie verstand einfach zu viel von Musik, um sie nur auf sich wirken zu lassen. Bei Schubert war sie nicht davon abzuhalten, über die biographischen Hintergründe seiner Kompositionen zu sprechen, und Tschaikowski schien sie anzustrengen und zu langweilen.

Anfangs dachte ich noch, sie wolle mich vielleicht ärgern, mir beweisen, dass sie mit ihrer Bemerkung recht gehabt habe, dass ich ihr nicht würde helfen können. Aber dafür sprach nichts. Christina war im Kontakt immer freundlich, zugewandt, auch humorvoll. Die Termine mit ihr waren angenehm, sie war geistreich, intelligent, belesen, lebenserfahren. Aber unseren Gesprächen fehlte Wärme. Es klaffte eine gefühlsmäßige Lücke zwischen uns. Auch mit Genusstherapie kam ich nicht weiter. Riechen und Schmecken sind Sinne, die eng mit Emotionen verbunden sind. Also lutschte Christina Bonbons und aß Schokolade, ließ verschiedene Duftöle und Räucherstäbchen über sich ergehen, nur um mir zu bestätigen, dass sie Kokosgeschmack bevorzugte und Weihrauch unangenehm fand. Weiter ging es nie. Weder konnte ich Assoziationen zu den verschiedenen Sinneswahrnehmungen provozieren noch stiegen Erinnerungen in ihr auf, die mit bestimmten Emotionen behaftet waren.

So gelang es weder im Gespräch noch mit sinnlicher Wahrnehmung, eine Brücke zu bauen zu Christinas Gefühlen, von denen ich annahm, dass sie irgendwo sein mussten. Die These, dass ihr Gehirn einfach keine Gefühle »produzierte«, glaubte ich nicht. Für die eingangs erwähnte Anhedonie fand ich einfach keinen rechten Bezugsrahmen. Christina war weder tief depressiv noch zeigte sie Anzeichen für andere psychische Störungen, die mit einer solchen Gefühllosigkeit einhergehen konnten.

Es schien sich um ein isoliertes Phänomen zu handeln. Ich hatte mehr und mehr den Eindruck, dass sie einfach keinen Zugang zu ihren Emotionen fand, dass sie diese nicht richtig wahrnehmen konnte. Natürlich haben sich die Therapeuten auch hierfür eine Bezeichnung ausgedacht: die Alexithymie. Diese Entfremdung von der eigenen Gefühlswelt findet sich aber vor allem bei Menschen mit psychosomatischen Erkrankungen. Sie erleben Gefühle oft als körperliche Phänomene.

Aber auch das traf nicht auf Christina zu, sie neigte überhaupt nicht zur »Somatisierung«.

So war ich letztlich ratlos und tappte im Dunkeln, sowohl was die Ursache ihrer unterentwickelten Gefühlswelt war als auch wie ich ihr helfen sollte. Hatte sie am Ende doch recht mit ihrer Vorhersage, dass die Therapie nichts bringen würde?

Mittlerweile war es Anfang Januar, und draußen war es noch kälter geworden. Als ich eines Abends aus der Praxis ging, lag eine tote Amsel auf dem Gehsteig. Sie war nicht verletzt, und ich nahm an, dass sie erfroren war. Ein Flügel stand vom Körper ab und ragte in die Luft, als hätte der Vogel in seinen letzten Minuten noch auf etwas hinweisen wollen. Ich zog mir meine Mütze über beide Ohren, denn ich hatte mir vorgenommen, trotz der eisigen Temperaturen nicht mit der U-Bahn zu fahren, sondern zu Fuß nach Hause zu gehen. Ich wollte nachdenken.

Christina hatte mir an diesem Abend erstmals von einem Traum berichtet, den sie wieder und wieder träumte, seit vielen Jahren schon. Das schien mir schon alleine dadurch bedeutsam, dass Träume ja einen direkten Weg zu unbewussten Landschaften unserer Seele darstellen. Vor allem sich wiederholende Träume weisen oft auf ein inneres Thema hin, das uns prägt und unsere Einstellungen bestimmt, das unserem Bewusstsein aber nicht oder nicht völlig zugänglich ist. Sollte sich hier eine Möglichkeit auftun, näher an Christinas Gefühlswelt heranzukommen? Deshalb mied ich an diesem Abend die U-Bahn. Ich wollte alleine für mich über Christinas Traum nachdenken. Denn der hatte es in sich:

»Diesen Traum habe ich schon seit Jahren. Obwohl er jedes Mal ein bisschen anders abläuft, geht es doch immer um dasselbe. Im Traum bin ich in einer Stadt ganz aus weißem Marmor. Vielleicht römische oder auch griechische Antike. Alles ist teuer und wertvoll, es ist offenbar eine sehr reiche Stadt. Ich gehe über breite Straßen und großzügig angelegte Plätze. Ich sehe jede Menge Brunnen mit Szenen aus der griechischen und römischen Mythologie. Zumindest nehme ich das an, denn im Traum kenne ich keine der Sagen und Götter, die dort dargestellt sind. Ich höre das Plätschern des Brunnenwassers, das sich in Kaskaden über mehrere Etagen ergießt. An einer Stelle wird das Wasser weiter durch die Stadt geleitet, es fließt durch marmorne Kanäle, die mehrere Meter breit sind.

Immer scheint die Sonne. Alles ist sauber und perfekt, wie frisch poliert. Ich gehe langsam durch diese Stadt und bin von ihrer Schönheit überwältigt. Sie erstreckt sich endlos bis zum Horizont, zieht sich einen flachen Hügel hinauf. In weiter Ferne sehe ich hohe Türme, auch diese sind aus demselben weißen Marmor erbaut wie alles andere in dieser Stadt. Nach einiger Zeit, in der ich fasziniert und gebannt war von der unglaublichen Schönheit um mich her, fällt mir auf, dass ich ganz alleine bin. Außer mir befindet sich kein Mensch in dieser Stadt. Ich sehe auch keine Tiere. Keine Hunde, keine Katzen, keine Vögel. Es gibt keine Bäume, kein Gras, gar nichts Grünes. Das Rauschen des Wassers höre ich so deutlich, weil es das einzige Geräusch in der ganzen Stadt ist.

Die ersten Male bin ich immer an dieser Stelle aufgewacht. Ich hatte dann meist Herzklopfen und ein ganz seltsames Gefühl, eine Mischung aus diesem Staunen aus dem Traum und einem Unbehagen, das ich nicht näher beschreiben kann. Die letzten beiden Male ging der Traum aber weiter. Mit der Erkenntnis, dass ich ganz alleine bin, kam Angst in mir auf.

Ich fühlte mich plötzlich beobachtet, hatte das Gefühl, in eine Falle getappt zu sein. Ich drehte mich um meine eigene Achse, aber ich sah überall nur den weißen Marmor, hörte nur das Rauschen des Wassers. Die endlose Ausdehnung der Stadt war mir auf einmal sehr unangenehm, ich spürte, wie alleine ich war, und hatte das Gefühl, hier nie wieder rauszukommen. Und ganz am Ende, kurz vor dem Aufwachen, wurde mir plötzlich bewusst, dass ich hier in größter Gefahr war. Wieder erwachte ich mit Herzrasen, und ich konnte dieses Mal auch nicht im Bett bleiben. In furchtbarer Angst lief ich durch die Wohnung. Auf keinen Fall wollte ich wieder einschlafen und von der Stadt aus Marmor träumen. Beim letzten Mal hatte ich sogar Angst, über den Traum nachzudenken. Das klingt vielleicht kindisch, aber ich dachte, dass mich diese Bedrohung aus dem Traum erreichen könnte, wenn ich zu viel darüber nachdachte.«

So weit Christinas Bericht. Mich faszinierte mehreres an diesem Traum. Zunächst einmal war ich verblüfft, wie sehr die Schilderung der Stadt sich mit meinem Eindruck von Christina selbst deckte. Schön, makellos, perfekt. Aber in all ihrer Schönheit auch einsam, verlassen, ohne Beziehung. Die Stadt ohne Leben, die Frau ohne tiefere Gefühle. Obwohl beides ja nur scheinbar zutraf.

Die Angst, die Christina empfand, war ja eine ausgesprochen starke Emotion, wenn auch keine Freude, kein Glück. Und das Gefühl, doch nicht alleine zu sein, vielleicht sogar beobachtet und bedroht zu werden? Sprach das nicht dafür, dass in dieser Stadt vielleicht doch etwas lebte? Etwas, das Christina Angst machte?

Bei der Interpretation von Träumen empfiehlt es sich,

nicht zu schnell auf die Ebene der Deutung zu gehen. Für mich hat es sich bewährt, die Traumbilder zunächst einmal so stehen zu lassen, wie sie vom Patienten berichtet werden. Viele Träume sind in sich logisch und erstaunlich konkret, auch wenn sie uns auf den ersten Blick wirr erscheinen. Auf meinem Weg nach Hause, tief eingemummt in Winterjacke, Schal und Mütze, dachte ich mir: Irgendwo in Christinas Seele liegt diese Stadt aus Marmor, diese Stadt, die sich so weit ausdehnt, dass man ihre Grenzen nicht sehen kann. In vielen Nächten geht sie darin umher, aber an allen Tagen trägt sie diese Stadt in ihrer Seele mit sich herum. Sie ist ein Teil von ihr. Sie steht für das Makellose, aber auch für das Einsame, dem Leben Entfremdete. Aber wofür steht dann das, vor dem Christina im Traum so große Angst hat, dass sie sich nicht einmal nach dem Aufwachen traut, darüber nachzudenken? Was ist noch in ihrer Seele, das sich in dieser Stadt aus weißem Marmor versteckt? Und während ich durch das eisige München stapfte und der Schnee unter meinen Stiefeln knirschte, wusste ich plötzlich, was ich Christina bei unserem nächsten Treffen vorschlagen würde.

»Also ein bisschen skeptisch bin ich schon, Herr Doktor. Hypnose? Funktioniert das denn? Ich dachte immer, das ist nur Show und Klimbim.«

»Die Hypnose hat wegen dieser Shows tatsächlich vielerorts einen schlechten Ruf. Aber sie ist in Wahrheit ein seriöses Therapieverfahren. Der Vorteil ist, dass sie es uns vielleicht ermöglicht, gewissermaßen an Ihrem Bewusstsein vorbeizuschleichen und direkt mit unbewussten Anteilen zu kommunizieren.«

»Klingt abenteuerlich.«

»Es wäre eine Möglichkeit weiterzukommen. Überlegen Sie, was wir schon alles versucht haben. Ich glaube, dass Sie über die Jahre hinweg ein perfektes, aber unbewusstes System aufgebaut haben, niemanden an Ihre inneren Anteile heranzulassen. Warum auch immer und wozu auch immer das dient.«

»Aber ist das nicht gefährlich, wenn Sie sich, wie Sie sagen, an meinem Abwehrsystem vorbeischleichen? Könnte da nicht etwas Schlimmes passieren?«

»Wenn man die Hypnose richtig durchführt, behalten Sie selbst immer die Kontrolle über das, was geschieht. Es ist keineswegs so, dass Sie da willenlos sitzen und nicht mehr über sich bestimmen können. Auch das ist ein Vorurteil, das nichts mit der seriösen Therapieform zu tun hat. Hypnose ist kein gewaltsames Eindringen in verborgene psychische Bereiche, das wäre ja auch schrecklich.

Wir gehen vielmehr von folgender Theorie aus: Irgendetwas in Ihnen, ein Anteil, der im bewussten Zustand sozusagen nicht viel zu melden hat, möchte auch mal zu Wort kommen. Die tiefe Versenkung in der Hypnose schaltet einige Kontrollen des Bewusstseins aus, so dass ich direkt mit diesem unbewussten Anteil ›reden‹ kann. Es bleibt Ihnen aber genug Selbstkontrolle, um jederzeit mitzubestimmen, wie weit das geht.«

Christina ließ sich den Ablauf einer Hypnose-Sitzung ausführlich erklären. Von der Einleitung des Trance-Zustandes durch Fixierung eines Punktes, den verschiedenen Stadien der Versenkung bis hin zur Kommunikation zwischen Patient und Therapeut während der Sitzung.

»Es hat sich bewährt, dass der Patient in den ersten Sitzungen nicht spricht. Wir werden im weiteren Verlauf miteinander reden, aber zu Beginn kommunizieren wir über Ihre Finger. Ich werde Sie im hypnotisierten Zustand fragen, welcher Ihr »Ja«- und welcher Ihr »Nein«- Finger sein soll, und Sie werden dann meine Fragen durch entsprechende Zeichen beantworten. Und dann gibt es noch den »Weiß nicht/Will nicht«- Finger für Situationen, die nicht so leicht mit ja oder nein zu beantworten sind.«

Wie die meisten Menschen war Christina vor der ersten Sitzung einerseits skeptisch (»vielleicht kann ich ja gar nicht hypnotisiert werden«) und nervös (»wer weiß, auf was wir da so stoßen«), andererseits aber auch hoffnungsvoll.

Es empfiehlt sich, die ersten Sitzungen im Sinne einer geführten und geleiteten Entspannung durchzuführen. Christina machte die Erfahrung, dass hier nichts geschah, vor dem sie sich fürchten müsste. Sie selbst bestimmte, ob sie meine Vorschläge annahm oder ablehnte:

»An diesem eisig kalten Wintertag könnte es schön sein, im Geiste auf eine sommerliche Wiese zu gehen, auf der Blumen blühen und wir die Vögel zwitschern hören. Wollen Sie das machen?«

Der Zeigefinger, Christinas »Ja«-Finger zuckte. Also auf zur Wiese.

Auf diese Weise erlernte meine Patientin die eigentümliche Mischung aus Loslassen und Selbstkontrolle, die unser Erleben im hypnotisierten Zustand bestimmt. Sie empfand die Sitzungen als sehr angenehm, so dass wir zügig vorankamen. Natürlich wollte ich mit ihr nicht nur auf sommerlichen Wiesen sitzen oder in der Hängematte am Strand schaukeln, so angenehm diese Phantasiereisen auch waren. Aber wir suchten in diesen ersten Stunden nach demjenigen Bild, das ihr die größtmögliche Sicherheit bot. Wenn die Inhalte der

Sitzungen anstrengender würden, könnte sie sich immer wieder an diesen inneren Ort zurückziehen. Christinas »sicherer Ort« war eine kleine Insel, auf der sie unter dem dichten Blätterdach einer Palme im warmen Sand lag und träumte. Sobald wir dieses Bild so fest verankert hatten, dass sie innerlich schnell dorthin gelangen konnte, vereinbarten wir einen ersten Ausflug in die Stadt aus ihrem Traum.

»Dabei möchte ich zwei Dinge ändern, wenn Sie einverstanden sind. Wir wollen versuchen, nicht wie bisher über Zeichen zu kommunizieren, sondern Sie werden mir antworten, wenn ich Sie etwas frage.«

»Gerne, aber stört das nicht die Hypnose?«

»Normalerweise nicht. Etwas ungewohnt wird es für Sie sein. Aber ich erhoffe mir einen besseren Zugang zu unbewussten Anteilen, wenn Sie normal mit mir reden können.«

»Versuchen wir es.«

»Gut. Das zweite ist, dass ich Sie mit zunehmender Tiefe der Trance mit Ihrem Vornamen und mit Du anreden möchte. Dahinter steht die Idee, dass unbewusste Anteile Ihrer Seele nicht so sehr auf Ihren Nachnamen gepolt sind und eine direkte Kommunikation mit diesen Anteilen leichter über das Du geht. Diese Ebene werden wir nur in der tiefen Trance zulassen, ansonsten sind wir wie bisher auch beim Sie und beim Nachnamen. Was meinen Sie?«

Natürlich setzt eine solche Vereinbarung ein großes Maß an Vertrauen voraus, weicht der Kontakt in der tiefen Trance doch gehörig von dem ab, was sonst zwischen Patient und Therapeut üblich und sinnvoll ist.

Nun war unsere therapeutische Beziehung zwar durch den schon beschriebenen Mangel an Emotion geprägt, aber wir hatten ein durchaus tragfähiges Behandlungsbündnis geschlossen, so dass Christina sich sofort auf diesen Vorschlag einließ.

Wir betraten die Traumstadt an einem Montagmorgen um zehn Uhr. Während draußen auf dem Platz eine dichte Decke aus Schnee alle Geräusche dämpfte und die Eiszapfen vor dem Fenster glänzten, setzte Christina zum ersten Mal außerhalb eines Traumes ihren Fuß auf den weißen Marmor. An ihrer gerunzelten Stirn sah ich, dass sie sich nicht allzu wohl fühlte. Ich bat sie, sich zunächst umzublicken und mir zu schildern, was sie sah, hörte und fühlte.

»Weiß. Und glatt. Ewig weit. Viele runde Bögen. Keine Kanten. Ein Brunnen. Marmorquader, aufgetürmt. Kaltes Wasser. Ich sehe, dass es kalt ist. Es fließt. Es rauscht.«

Dann eine lange Pause, in der Christina sich weiter in der Stadt umblickte.

»Vielleicht ist es sinnvoll, etwas umherzugehen. Sie sind in Sicherheit. Wir sitzen hier sicher und ruhig in der Praxis, aber Sie können gleichzeitig durch die Marmorstadt gehen. Wollen Sie etwas herumgehen?«

Nach einer langen Pause: »Ich gehe.«

So bewegten wir uns gemeinsam durch die Stadt. Christina hielt immer wieder inne, um sich umzusehen und mir zu schildern, was sie dort wahrnahm.

Ich fragte sie nach der Temperatur.

»Keine Temperatur. Die Stadt ist nicht kalt und nicht warm. Die Sonne scheint, aber sie wärmt nicht. Jetzt. Da. Ich sehe eine Tür.«

Christina atmete tiefer und begann, mit dem Kopf ganz leicht hin und her zu wackeln.

»Es könnte sinnvoll sein, mir die Tür zu beschreiben. Wollen Sie das tun?«

»Eine Tür im Marmor. Aber jetzt ist sie offen. Ein Hauseingang. Das Haus steht offen.«

Christinas Unruhe verstärkte sich. Ein Blick auf die Uhr zeigte mir, dass wir noch etwa fünfzehn Minuten hatten. Ich beschloss, es für dieses Mal dabei zu belassen. Wie immer fragte ich meine Patientin, ob sie die Hypnose an dieser Stelle beenden und wieder »zurück in den Therapieraum kommen« wollte. Sie schien lange zu überlegen, stimmte dann aber zu.

Christina fühlte sich nach dieser Sitzung angespannt. Das Gefühl einer Bedrohung hatte sich zwar nicht eingestellt, aber insgesamt hatte sie es als belastend erlebt, sich in ihre Marmorstadt zu begeben.

»Es hat sich nicht so angefühlt wie im Traum, war aber doch seltsam vertraut. Nur das mit der offenen Tür ist neu.«

Am Abend dieses Tages fragte ich mich, ob der seelische Raum, den Christina in der Hypnose betreten hatte, überhaupt derselbe war, den sie in ihren Träumen aufsuchte. Wir bewegten uns in einem Bereich, von dem wir wenig wissen.

Wenn ich nach einem Traum über diesen nachdenke, vermischen sich die Erinnerungen an die geträumten Bilder mit meinen Bewertungen und mit Assoziationen, die ich im wachen Zustand habe. Aber was war mit einem Zugang mittels Hypnose? Ich hatte schon mit anderen Patienten hypnotische Ausflüge auf der Grundlage von Träumen unternommen, aber noch nie versucht, einen Ort aus einem Traum konkret aufzusuchen wie mit Christina. Ich vermutete allerdings, dass die seelischen Ebenen des Traums und der Hypnose durch die Verwendung des Bildes von der Marmorstadt zumindest nahe beieinander lagen.

Die offene Tür hatte natürlich mein Interesse geweckt. Es war durchaus nicht ungewöhnlich, dass sich in einer hypnotischen Sitzung sehr rasch ein Zugang zu bisher nicht bewussten Anteilen öffnete. Die Frage war also: Was lag hinter dem Hauseingang in Christinas Marmorstadt? Würden wir auf etwas stoßen, das eine Erklärung bieten konnte für ihr eingeschränktes Lebensgefühl und ihre Freudlosigkeit? Oder würde auch dieser Versuch in die Leere führen und Christinas Einschätzung, ihr sei nicht zu helfen, würde sich bewahrheiten?

Die nächste Sitzung verbrachten wir damit, den Wechsel zwischen der Marmorstadt und Christinas »sicherer Insel« einzuüben. Wir vereinbarten ein Signal, mit dem sie mich darauf hinweisen konnte, dass sie gerne von der Stadt auf die Insel wechseln wollte und wann sie sich sicher genug fühlte, um wieder in die Traumstadt zurückzukehren. Auf diese Weise wollte ich verhindern, dass Christina durch die Konfrontation mit unangenehmen seelischen Inhalten ihre innere Sicherheit verlor.

Im Übrigen war sie die ideale Hypnose-Patientin, die Einleitung ging mittlerweile so schnell, dass sie sich nur in ihren Sessel setzen und die Augen schließen musste. Nach ein, zwei einleitenden Sätzen hatte sie schon die erforderliche Trance-Tiefe erreicht. Die Übung mit dem Wechsel zwischen Stadt und Insel klappte gut, und wir nahmen uns für die nächste Sitzung vor, in der Marmorstadt durch die offene Tür zu treten.

Überraschend hatte es begonnen zu tauen. Gefühlt war es zwar nicht wesentlich wärmer, aber auf dem Gehsteig verwandelte sich der Schnee innerhalb von ein, zwei Tagen in hässlichen grauen Großstadtmatsch. Die Eiszapfen an meinem Fenster tropften. Wieder nahm ich einen in die Hand.

Immer noch die gleiche Kälte. Sie wurden kleiner und fühlten sich glitschig an, aber sie waren so kalt wie zuvor.

Christina war in einer Art finsterer Entschlossenheit zur Stunde gekommen. Die Anspannung war ihr deutlich anzusehen. Aber sie hatte nach langen Jahren auch wieder etwas Hoffnung geschöpft, ihrem Leben doch noch einen neuen Impuls geben zu können. Obwohl ich sie vor allzu großen Erwartungen warnte, war auch ich etwas aufgeregt, was die Stunde bringen würde.

Wir hatten vereinbart, dass Christina sich so lange in der Stadt umsehen würde, wie sie wollte, und ich sie nicht zu früh mit der offenstehenden Tür konfrontieren würde. Aber schon kurz nach der Einleitung der Hypnose signalisierte mir meine Patientin mit einem leisen »da ist sie«, dass wir jetzt bald erfahren würden, was sich im Inneren des Hauses verbarg.

Als Christina eintrat, musste sie sich bücken. Die Decke in dem rechteckigen Raum, in den sie kam, war sehr niedrig. Der Raum war leer. Die glatten Wände waren aus demselben Marmor gemacht, aus dem die gesamte Stadt bestand. Ich bat Christina, ihre Eindrücke zu beschreiben.

»Still. Viel stiller als draußen. Ich höre kein Rauschen mehr. Wie Watte auf den Ohren. Und kalt. Hier ist es kalt. Ein trauriger Raum.«

»Was macht den Raum zu einem traurigen Raum?«

»Ich bin traurig. Es ist lange her.«

»Was ist lange her?«

Sie schüttelte leicht den Kopf.

»Es ist lange her.«

Ich dachte mir, dass jetzt der Zeitpunkt gekommen war, die Ebenen zu wechseln.

»Erinnerst du dich an etwas?«

»Lange her. Lange. Lange.«

»Willst du noch in diesem Raum bleiben?«

Keine Antwort. Christina atmete tief und gleichmäßig. Sie schien vollkommen entspannt. Die Trance war tief. Nach einigen Minuten sprach sie weiter.

»Ein Pfeiler. Hinten im Eck. Jetzt auf einmal. Da geht's ums Eck. Hinten im Eck. Da geht's runter.«

»Was geht da runter, Christina?«

»Ich seh's jetzt. Da geht's runter. Da kommt der Keller. Eine Treppe. In den Keller. Da geht's runter in den Keller.«

Für einen Moment wurde ich skeptisch. Dass von dem Raum mit der niedrigen Decke eine Treppe in einen darunterliegenden Keller führte, erschien mir schon fast etwas zu symbolhaft. Führte Christina mich vielleicht an der Nase herum, machte sie sich lustig über mich, indem sie mir tiefenpsychologische Bilder präsentierte, wie sie sich vielleicht ein Laie vorstellte? Freuds »Es« im Keller des Traumhauses oder etwas in der Art? Aber es war nur ein kurzer Moment des Zweifels. Christina war tief entspannt und zugleich hoch konzentriert. Sie stand an einem Ort ihrer Seele, an dem eine Treppe in den Keller führte. Hier waren wir nun angelangt, und ich musste ihr Erleben ernst nehmen.

»Siehst du etwas unten im Keller?«

»Es geht ums Eck. Die Treppe geht ums Eck.«

»Wie sieht die Treppe denn aus?«

»Alt. Sehr alt. Schmutzig. Staubig.«

»Kein weißer Marmor?«

»Steine. Grobe Steine. Schmutzige Stufen.«

»Du hast alles im Griff, Christina. Während du dort in diesem Haus bist, sitzt du sicher hier im Stuhl. Du kannst die Hypnose beenden, wann du willst. Du kannst auf deine Insel, wann du willst. Deine Insel mit der Palme und dem warmen Sand. Du kannst in diesem Raum bleiben. Du kannst die Treppe hinuntergehen. Du kannst das tun, was du tun willst. Ich werde dich jetzt fragen, was du tun willst, und du wirst es mir sagen.«

Die ständigen Wiederholungen dienten dazu, die Botschaft »du kannst tun, was du willst« deutlich zu verstärken, um Christinas Autonomie und Kontrolle zu betonen. Ich rechnete damit, dass sie die Insel wählen würde, und dachte bei mir, dass es für diese Stunde schon genug war, zu dieser Treppe gekommen zu sein.

An diesen Moment denke ich immer wieder, auch heute noch. Ich frage mich, wie wohl alles weitergegangen wäre, wenn sie die Insel gewählt hätte. Oder das Ende der Hypnose. Wären wir noch einmal an diesen Ort in ihrer Seele gelangt? Und wäre auch dann diese Treppe wieder da gewesen? Oder stand nur in diesem einen Augenblick, während Christina in meinem Therapiezimmer in einem bequemen Sessel saß und draußen das Tauwasser auf das Fensterbrett tropfte, stand nur in diesem Moment der Zugang zu dem Keller in der Marmorstadt offen?

»Ich will runtergehen«, sagte Christina.

Sie beschrieb mir den Weg nach unten als sehr schwierig. Sie konnte die Höhe der Treppenstufen im Gehen nicht abschätzen, was sie unsicher machte. Der Schmutz auf der Treppe war widerlich, sie hatte das Gefühl, schlecht atmen zu können. An der Stelle, an der die Treppe eine Biegung machte, begann das bedrückende Gefühl. Sie hatte Angst. Sie fühlte sich wieder bedroht und beobachtet. Es war das Gefühl aus dem Traum. Sie wollte weiter. Sie wollte unbedingt wissen, was dort unten war. Später sagte sie mir, dass eine unaussprechliche Faszination sie ergriffen hatte, dass sie in diesem Moment alles dafür gegeben hätte, in diesen Keller zu gelangen.

Ich war mittlerweile selbst etwas nervös. Meine Beteuerungen, dass alles sicher, alles gut, alles unter Kontrolle war, kamen zunehmend in diesem gebetsmühlenartigen Singsang des Hypnotiseurs, den ich sonst zu vermeiden versuche. Fast schien es mir, als wollte ich mich damit selbst beruhigen.

Dann bog Christina unten um die Ecke. Einen Moment lang verharrte sie schweigend. Dann holte sie plötzlich tief Luft und presste sich in den Sessel. Sie öffnete den Mund und begann laut zu stöhnen. Ich erschrak, da ich nicht mit einer solchen Reaktion gerechnet und so etwas während einer Hypnose noch nie erlebt hatte. Gerade wollte ich mit einer beruhigenden Formel einsteigen, als es draußen vor dem Fenster einen lauten Knall gab. Ich bin selten so erschrocken. Christina wurde aus der Trance gerissen. Sie starrte mich aus weit aufgerissenen Augen an und tat dann etwas für sie völlig Ungewöhnliches. Sie schnellte in ihrem Sessel nach vorn und ergriff meine Hand.

»Um Himmels willen«, sagte sie und schloss die Augen wieder, »um Himmels willen.«

Es war ein Moment großer Verwirrung, in dem ich jegliche Orientierung verlor. Was war das für ein Krach gewesen? Was hatte Christina im Keller gesehen? Worauf bezog sich ihr »um Himmels willen«? Es war alles auf einmal geschehen und alles war verstörend. Gleichzeitig war es ein Moment großer menschlicher Nähe. Der Schreck hatte unsere Rollen hinweggefegt, wir beide waren überrascht, entsetzt, verwirrt. Einen Augenblick später schien alles wieder in seine Form zurückzuschnellen, so fühlte es sich zumindest an. Ich war wieder der Therapeut und Christina meine Patientin.

»Tja, das ist mal eine Ausleitung aus der Hypnose, die sich gewaschen hat«, sagte ich.

Nachdem wir die Ursache des Lärms festgestellt hatten – offensichtlich hatte sich ein Schneebrett vom Dach gelöst und war mit Karacho auf meinen Fenstersims gekracht – kam fast so etwas wie Belustigung auf. Aber nur für einen kurzen Moment, denn Christina wollte erzählen, was sie in dem Keller gesehen hatte.

»Ich bin um diese Ecke gebogen. Die Treppe ging noch weiter nach unten, aber nur drei oder vier Stufen. Dann war da ein großer Raum. Ich konnte nur einen Teil einsehen, aber irgendwie wusste ich, dass es ein großer Raum war. Eine Art Halle. Da drinnen loderten überall Flammen. Alles hat gebrannt. Und ich wusste, das ist ein böses Feuer. Fragen Sie mich nicht, warum, aber das war sofort das Gefühl: ein böses Feuer. Auch in diesem Raum war alles furchtbar alt und schmutzig. Erst wollte ich es ja unbedingt sehen, aber in dem Moment wäre ich auf keinen Fall weitergegangen. Ich hatte furchtbare Angst.«

»Und dann ist das Schneebrett runtergekommen.«

»Nein, hören Sie zu. Dann kam das Schlimmste, das ich jemals gesehen habe. Ich merkte, dass sich in dem Feuer etwas bewegte. Ich spürte das mehr so innerlich, in mir drin. Ich spürte, dass mich etwas bemerkt hatte. Etwas in dem Feuer war lebendig und hatte bemerkt, dass ich auf der Treppe stand.

Das war so ein unheimliches Gefühl, mir ist jetzt noch ganz seltsam im Kopf. Und dann hörte ich plötzlich, wie jemand durch den Raum zur Treppe gelaufen kam. Kleine

126

leichte Schritte, wie von einem Kind. Ich konnte mich nicht bewegen. Obwohl ich extreme Angst hatte, musste ich in dieses Feuer starren. Dann tauchte plötzlich ein Mädchen in den Flammen auf. Es war ganz schmutzig und sah furchtbar wild aus. Es starrte mich an. Seine Augen waren feuerrot. Ich wusste auf einmal, dass das Mädchen nicht aus dem Feuer herauskonnte. Das Mädchen hatte eine Boshaftigkeit im Blick, so etwas habe ich noch nie gesehen. Dann gab es den Knall und ich war aus dem Keller raus.«

Wir verbrachten den Rest der Stunde mit Assoziationen zu dem Keller, der Treppe und dem Mädchen im Feuer. Viel kam nicht dabei heraus. Christina erinnerte sich an einen Rübenkeller, der ihr auf dem Bauernhof ihrer Großeltern Angst gemacht hatte, als sie ein kleines Mädchen war. Aber sie konnte keinen Zusammenhang zu dem Bild aus der Hypnosesitzung herstellen. Zu dem Mädchen fiel ihr gar nichts ein.

»Wenn ich mir das jetzt so überlege, kommt mir die ganze Marmorstadt im Nachhinein unheimlich vor. Diese glatte Oberfläche, das viele Brunnenwasser, am Schluss dann dieses Gefühl, dass ich beobachtet werde. Und jetzt dieses böse Feuer mit dem wilden Mädchen. Was hat das alles zu bedeuten?«

»Warten wir ab, ob noch Assoziationen zu all dem hinzukommen. Auf jeden Fall haben wir jetzt ganz andere, ganz neue Bilder. Denken Sie darüber nach. Ich werde das auch tun, aber wichtiger ist, dass Sie in sich hineinhorchen, was Ihnen dazu noch einfällt.«

»Irgendwie ist es kein so gutes Gefühl, dass irgendwo in mir drin dieses Feuer mit dem Mädchen steckt. Ist das etwas Böses in mir? Irgendwas Verdrängtes vielleicht?«

Die Stunde war vorbei, und Christina machte sich zum Gehen bereit. Als sie in ihrem dicken Wintermantel an der Tür stand, kam sie mir gar nicht mehr so makellos vor wie bisher. Sie erschien mir klein und verletzlich.

Ich bewahrte in meinem Schrank eine kleine blaue Rose auf, die ich irgendwann einmal auf dem Oktoberfest geschossen hatte. Einem Impuls folgend, nahm ich sie heraus und gab sie Christina. Ohne große Worte und ohne lange darüber nachzudenken. Ich nehme an, ich wollte sie trösten, sie nach dieser belastenden Erfahrung nicht so ohne alles nach Hause gehen lassen.

Eine im therapeutischen Sinne vielleicht fragwürdige Aktion, einer Patientin nach einer Hypnosesitzung eine blaue Plastikrose in die Hand zu drücken. Vielleicht sind die menschlichen Motive manchmal einfach stärker als die therapeutische Einstellung. Vielleicht war die Blume aber auch dem kurzen Moment geschuldet, in dem wir außerhalb unserer Rollen einfach nur gemeinsam Angst hatten. Wie auch immer, Christina wirkte einen Augenblick verwundert, aber dann lächelte sie, bedankte sich, ohne nach dem Anlass zu fragen, und machte sich auf in die Kälte.

Nach Christina kamen an diesem Tag noch zwei weitere Patienten zur Therapie, und ich muss zugeben, in diesen Sitzungen war ich nicht ganz bei der Sache. Auch wenn ich mir nichts hatte anmerken lassen, so war ich doch beunruhigt und hatte mich auch von dem Schreck noch nicht erholt, mit dem die Hypnose ihr jähes Ende gefunden hatte.

Später abends ging ich wieder zu Fuß nach Hause. Aber diesmal gelang es mir nicht, zu irgendeinem Schluss zu kommen und die Geschehnisse in der Marmorstadt einzuordnen. Das Feuer und das wilde Kind hatten mich beeindruckt wie selten etwas zuvor in einer Hypnosesitzung. Womit hatte ich es hier zu tun? War das ein Bild aus Christinas Seele, das keine Verbindung zu ihrem Lebensthema hatte, oder waren wir auf etwas sehr Bedeutsames gestoßen? Aber was konnte das sein?

Meine Einstellung, Träume und seelische Bilder möglichst lange so stehen zu lassen, wie sie berichtet wurden, behagte mir in diesem Fall nicht. Ich wollte den Keller und alles, was Christina dort erlebt hatte, gerne in eine psychologische Sprache bringen. Konnte ich das wilde Kind als verdrängten Anteil in Christinas Persönlichkeit interpretieren?

Es würde ja in gewisser Weise passen, dass meine beherrschte und äußerlich so »perfekte« Patientin ein wildes Mädchen in sich trug, das im Feuer tanzte und hasserfüllte Augen hatte. Aber wenn das so war, wie sollte es weitergehen? War es vorstellbar, dass es uns gelingen konnte, diesen Anteil ihrer Persönlichkeit in ihr Leben zu integrieren? Hatte das wilde Mädchen eine Botschaft an die erwachsene Christina, die diese für sich nutzen konnte?

All diese Gedanken machte ich mir hauptsächlich, um einen rationalen Zugriff auf etwas zu finden, das mich, wenn ich ehrlich war, ängstigte. In den folgenden Tagen ertappte ich mich dabei, wie ich »innere Dämonen« googelte und mir Berichte über Teufelsaustreibung und Exorzismus antat.

Zwischendurch rief ich mich zur Ordnung. Komm schon, Peter, halt deine Phantasie im Zaum. Das hier ist kein Horrorfilm, sondern eine psychotherapeutische Behandlung. Aber je stärker ich mich selbst zu verstandesmäßigen Erklärungen verpflichtete, desto öfter schweiften meine Gedanken hin zu sinisteren Themen wie Poltergeister in Seelenräumen und düsteren Riten, in denen wilde Kinder im Feuer tanzen.

Schließlich fand ich für mich einen Kompromiss, indem ich mich der Arbeitshypothese verschrieb, dass wir in Christinas Keller einen Archetyp im Sinne von Carl Gustav Jung aufgespürt hatten. Diese Urbilder menschlicher Erfahrungen führen nach der analytischen Psychologie ein geheimes Leben in unseren Seelen, und die Begegnung mit ihnen, beispielsweise im Traum, konfrontiert uns mit Inhalten des sogenannten kollektiven Unbewussten, also demjenigen Teil unserer Seelenlandschaft, in dem wir alle durch unsere Entwicklungsgeschichte miteinander verbunden sind.

Klingt immer noch sehr mystisch? Stimmt, aber ich hatte hier meinen Kompromiss aus meinem Gefühl angespannter Beunruhigung und meinem Bedürfnis nach einem theoretischen Halt gefunden. Also ein Archetyp. Aber welcher? Ich blieb hängen beim »Bösen«, der die »dunkle Seite« des Ich beschreibt. Das konnte ich als Polarität zu Christinas aggressionsloser Erscheinung akzeptieren. Der Umgang damit aber bereitete mir Kopfzerbrechen.

In diese Phase intensiver Beschäftigung mit den Abgründen der menschlichen Seele kam Christinas Anruf. Mit seltsam emotional getönter Stimme hatte sie auf meinen Anrufbeantworter gesprochen und um eine vorgezogene Stunde gebeten. Sie hätte etwas sehr Wichtiges zu bereden.

Ich konnte ihr am nächsten Tag eine Extrastunde anbieten. Zwar hatte ich keine Termine mehr frei, entschied mich aber dazu, länger in der Praxis zu bleiben, weil ich dermaßen gespannt war, was sie mir berichten würde, dass ich nicht länger warten wollte.

Christina kam abends um 20 Uhr. Auf den ersten Blick sah ich, dass eine Änderung eingetreten war. Sie drückte mir länger als sonst die Hand und berührte mich zusätzlich an der Schulter. Diese vertrauliche Geste war absolut untypisch für die sonst so distanzierte und beherrschte Frau. Meine erste Reaktion war Erleichterung, aber auch Erstaunen. Sollte sich eine Wendung zum Guten ergeben haben? Ich wartete gebannt auf ihren Bericht.

»Herr Doktor, vielleicht war das ja ein bisschen voreilig, Sie um den Extratermin zu bitten. Aber andererseits bin ich seit zwei Tagen in einem Zustand, den ich so noch nie erlebt habe. Ich fühle mich völlig verändert. Irgendwie bin ich offener, aber auch empfindsamer. Als würde ich zum ersten Mal alles um mich herum wirklich erleben. Die Farben haben sich verändert, es ist so, als würde ich endlich begreifen, was rot und blau wirklich bedeuten. Ich habe Musik im Radio gehört und mir sind die Tränen gekommen. Es ist alles so neu und ich weiß nicht, was das alles bedeutet und wie ich damit umgehen soll.«

»Ich bin sprachlos. Das klingt ja unglaublich. Aber natürlich wunderbar.«

»Es ging los nach einem Traum. Ich erzähle das mal schnell, in Ordnung?«

Ein warmes und herzliches Lächeln, wie ich es an Christina noch nie gesehen hatte.

»Na klar, schießen Sie los!«

»Im Traum stand ich auf einer Wiese. Es war wie in der Türkei, an einer dieser antiken Stätten. Um mich herum lagen lauter Marmortrümmer. Ich wusste sofort, dass es meine Marmorstadt war. Aber sie war seit Jahrhunderten zerstört, auch das war mir in diesem Moment klar. Es war heiß dort, ich hörte Vögel zwitschern. Und diese Heuhüpfer, die so komische Schnarrlaute von sich geben. Eine friedliche und glückliche Stimmung.

Dann plötzlich stand ich an der Schwelle zu einem unterirdischen Raum. Ich wusste sofort, dass es der Keller war, den ich in der Hypnose gesehen hatte. Es war alles ruhig und kühl. Auch hier hatte ich das Gefühl, dass alles seit Jahrhunderten zerstört war. Es gab kein Feuer und kein wildes Mädchen mehr. Ich ging durch den Raum, weil ich in der Mitte eine riesige Statue gesehen hatte.

Plötzlich trug ich einen großen Strauß Blumen im Arm. Es waren lauter Tulpen, in allen Farben. Ich ging bis zu der Statue und betrachtete sie. Es war eine seltsame Gestalt, die dort auf einem hohen Sockel stand. Ein grobschlächtiger, riesenhafter Mann mit wahnsinnig vielen Muskeln. Er hatte einen Lendenschurz an und in der einen Hand einen Speer. In der anderen Hand hielt er eine Art Muschel. Ich wusste plötzlich, dass ich ihm die Blumen opfern musste. Tulpe um Tulpe legte ich vor ihn hin. Und alle Blumen, die ich vor die Statue legte, gingen in Flammen auf. Aber es war ein gutes Gefühl, ein Gefühl, wie wenn im Frühling die ersten warmen Sonnenstrahlen auf die Haut fallen. Nachdem die letzte Blume verbrannt war, wusste ich, dass es jetzt vorbei war. Ich wachte auf und musste weinen.«

Die Stimmung aus Christinas Traum übertrug sich auf unsere Sitzung. Während wir sonst konzentriert an verschiedenen Themen gearbeitet hatten, plauderten wir diesmal über antike Stätten in der Türkei, Frühlingsblumen und die ersten warmen Sonnenstrahlen und ihre Wirkung auf uns nicht gerade von Wärme verwöhnte Mitteleuropäer. Christina erzählte, wie sie als kleines Mädchen auf einer Wiese stand und die Sonne auf der Haut spürte, während um sie herum Bienen summten. Damals habe sie zum ersten Mal gespürt, dass sie am Leben sei, sagte sie.

»Ein bisschen fühle ich mich jetzt wieder so. Wie im Frühling.«

Wir vereinbarten für die nächsten Stunden noch einige Hypnosesitzungen, in denen wir diese positiven Bilder gezielt verstärken wollten.

Als Christina ging, hatte ich kurz den Impuls, sie zum Abschied zu umarmen. Ich entschied mich dagegen. Natürlich.

Meine mir selbst auferlegten Bemühungen, die ganze Geschichte in einen auch theoretisch befriedigenden Kontext zu stellen, setzten sich die nächsten Tage fort. Es wäre verlockend gewesen, in dieser Entwicklung einen Heilungsverlauf zu sehen, aber ich war misstrauisch genug, um mich auch mit weniger erfreulichen Themen wie suggestiver Beeinflussung und Übertragungsheilung zu befassen. In beiden Fällen wäre nicht ein wichtiger Knoten geplatzt, sondern bliebe noch viel Arbeit übrig.

Aus Erfahrung wusste ich, dass sich seelische Konstellationen nicht mit einmaligen Träumen, in denen ein Strauß Blumen geopfert wurde, lösen ließen. Und wofür stand die Statue des riesigen Mannes mit Speer und Muschel? Vielleicht sollten wir den Rübenkeller auf dem Bauernhof ihrer Großeltern doch noch einer näheren Betrachtung unterziehen.

Aber um ehrlich zu sein, überwog meine Freude und ja, auch mein Stolz. Christina hatte einen Zugang zu ihren Gefühlen gefunden, sie erlebte Farben, Wärme, einfach alles, auf eine neue und glückliche Art und Weise. Was auch immer wir mit unseren Ausflügen in die Marmorstadt bewirkt hatten, es konnte so schlecht nicht sein.

Für unsere nächste Stunde vier Tage danach hatte ich einige Duftöle verschiedener Blumen vorbereitet, mit denen ich die Hypnosesitzung um eine Geruchs-Dimension bereichern wollte. Ich hatte das Gefühl, dies könne die positive Wirkung unseres geplanten Ausflugs auf sonnenwarme Frühlingswiesen verstärken. Außerdem war das Tauwetter nur ein schnell vorübergehendes Phänomen gewesen und der Frost war zurück. Ich musste den Kampf gegen die alles durchdringende Kälte erneut aufnehmen und meine Heizung auf Hochtouren laufen lassen. Wenn schon nicht Wärme, dann zumindest Wohlgeruch, dachte ich zufrieden, als ich das frostige Treppenhaus zu meiner Praxis emporstieg.

Ich bereitete gerade das Gefäß für das Duftöl vor, als mein Blick auf den blinkenden Anrufbeantworter fiel.

Die Blutgerinnung ist ein für den menschlichen Körper unverzichtbarer Vorgang. Kommt es zu einer Blutung, so verklumpen am Austrittsort des Blutes die sogenannten Blutplättchen und führen so zur Stillung der Blutung.

Unter bestimmten Umständen kann dieser Vorgang aber auch innerhalb des Körpers stattfinden, und zwar meist in den Venen, in denen das Blut eher träge fließt. Im ungünstigsten Fall geschieht das in den tief gelegenen Venen im Bein oder im Beckenbereich. Durch die Gerinnung des Blutes bilden sich dann sogenannte Thromben. Diese Gerinnsel haften normalerweise an der Venenwand.

Manchmal aber lösen sie sich von dort und werden mit dem Blutstrom weitertransportiert. Sie gelangen in den rechten Teil des Herzens und werden in die Lungenarterien gepumpt. Der Thrombus bleibt hier stecken. Das führt dazu, dass zum einen das Blut nicht mehr ausreichend mit Sauerstoff aus den Lungen angereichert werden kann und zum anderen der rechte Teil des Herzens plötzlich gegen einen erhöhten Widerstand anpumpen muss, dem er unter Umständen nicht gewachsen ist. Dieser Vorgang wird als Lungenembolie bezeichnet und ist häufig tödlich.

Was genau bei Christina zur Ausbildung der großen Beckenvenenthrombose geführt hatte, ließ sich nicht rekonstruieren. Ihre Nichte, mit der ich gleich nach dem Abhören ihrer Nachricht auf dem Anrufbeantworter sprach, wusste nur, dass sich der Pathologe mit seiner Diagnose sicher war: Fulminante Lungenembolie. Der Tod hatte Christina in der vorletzten Nacht im Schlaf ereilt. Ihre Nichte erzählte mir, dass sie zum Frühstück verabredet gewesen seien und sie sich sehr darauf freute, weil sich ihre Tante am Telefon so fröhlich angehört hatte. Nachdem diese nicht im Café erschien und nicht auf Anrufe antwortete, verständigte sie die Polizei, die die Wohnung öffnete.

Christina ist eine der wenigen Patienten, auf deren Beerdigung ich gegangen bin. Es waren nicht viele Menschen gekommen, und ich hielt mich im Hintergrund. Nachdem alles vorbei war, sprach mich ihre Nichte noch einmal an und dankte mir im Namen der Verstorbenen für die Behandlung. Sie wusste von der blauen Rose, die ich Christina gegeben hatte, und versicherte mir, dass sich ihre Tante über diese Geste sehr gefreut habe. Dann verabschiedeten wir uns.

Ich ging über schnee- und frostbedeckte Friedhofswege zum Ausgang. Durch das zwischenzeitliche Tauwetter und den wieder einsetzenden Frost waren überall vereiste Schneegebilde entstanden, die teils bizarre und groteske Formen hatten. Fünf Tage, dachte ich. Christinas Frühling hatte fünf Tage gedauert. Auf dem Weg zur U-Bahn versuchte ich Eisklumpen mit meinen Stiefeln zu zertreten. Die meisten hielten meinem Tritt stand.

Helden

Als ich vor dem Haus Geräusche höre, blicke ich aus dem Fenster. Da kommen sie. Es sind sechs oder sieben. Natürlich wissen sie nicht, dass ich hier bin, nur einer weiß davon, und der ist Freund, nicht Feind. Seit Wochen machen sie die Gegend unsicher, erschlagen Bauern und Vieh auf ihren Streifzügen. Ich sehe, wie sie näher kommen. Gleich werden sie hier sein, und sie werden jeden töten, den sie finden. Die wilde Horde. Wenn sie mich entdecken, gibt es ein großes Hallo. Mit mir rechnen sie nicht. Umso mehr Spaß werden sie mit mir haben.

Ich suche nicht nach einem Versteck. Hier gibt es keines, das vor ihnen sicher wäre. Langsam lasse ich mich auf den Boden sinken. Worauf habe ich mich nur eingelassen …

Begonnen hatte alles vor fünf Monaten.

Meine Mutter meint, ich soll mich bei Ihnen melden.
P. Dambach

Im Zeitalter elektronischer Kommunikationsformen ist es nicht ungewöhnlich, wenn Patienten Termine per E-Mail vereinbaren. Ein bisschen spröde fand ich die Nachricht von »P. Dambach« aber schon. Große Therapiemotivation sprach auch nicht gerade aus diesen Zeilen. »Meine Mutter meint ...«. Und du selbst, P. Dambach? Bist du auch dieser Meinung? Eine immer wieder gern zitierte Regel aus der Psychotherapie lautet, man müsse den Patienten dort abholen, wo er gerade steht. Ich schrieb zurück:

So sind die Mütter. Und jetzt?
Schöne Grüße
Peter Teuschel

Offensichtlich traf ich damit den richtigen Ton, denn ein paar Stunden später kam die Antwort:

Ja. Melde mich.

Eine erste therapeutische Basis war geschaffen, ein weiterer Kontakt in Aussicht gestellt. P. Dambach und ich waren uns in der Einschätzung von Müttern einig. Nicht alle Therapien beginnen in so weitreichender Harmonie.

Es dauerte drei Wochen, bis ich wieder etwas von P. Dambach hörte.

Und? Nehmen Sie mich als Patient? Ich denke jetzt auch, dass es gut wäre. Wir müssen es aber im Netz machen. Geht das?

Im Netz machen? Was sollte das bedeuten? Ein wenig genervt war ich schon von dieser skurrilen Art und Weise, sich um einen Therapieplatz zu bewerben. Andererseits hat das Schräge, Seltsame, Andersartige ja durchaus seine Faszination, und so schrieb ich zurück:

Liebe(r) P. Dambach,

um entscheiden zu können, ob wir miteinander arbeiten können, müsste ich Sie zuerst einmal kennenlernen. Wer verbirgt sich hinter »P. Dambach«? Ich weiß ja noch nicht mal, ob Sie eine Frau oder ein Mann sind. Außerdem weiß ich noch nichts über Ihre Beschwerden. Was für Probleme haben Sie?

Wäre es nicht das Beste, Sie vereinbaren einfach einen Termin in der Praxis, damit wir das alles in einem persönlichen Gespräch klären können? Wenn Sie nicht in München wohnen, können wir auch gerne über Skype ein erstes Gespräch führen.

Was meinen Sie?

Schöne Grüße
Peter Teuschel

Halb rechnete ich damit, nie wieder etwas von P. Dambach zu hören, halb wartete ich darauf, sie oder ihn eines Tages auf meiner Anmeldeliste zu entdecken. Aber ich hatte nicht mit ihrer/seiner Hartnäckigkeit gerechnet. Nur zwei Tage später kam eine neue Mail:

Hallo Doc,

*ich wohne nicht in München, und ich will nicht skypen.
Ich will auch nicht in eine Praxis gehen. Das geht gar
nicht. Ich glaube auch nicht, dass es wichtig für die
Therapie ist, was ich tue oder wie alt ich bin.
Es gibt etwas, worüber ich mit jemandem reden will. Aber
nicht persönlich. Ich will auch nicht, dass es sonst jemand
erfährt, weil das niemand was angeht. Ich weiß nicht,
ob Sie das verstehen. Außer mit meiner Mutter habe ich
mit niemandem darüber geredet, und die weiß auch nicht
alles. Ich bin volljährig und alleine.*

P. Dambach

Trotz der Ablehnung meines Vorschlags, uns persönlich kennenzulernen, hatte sich der Tonfall in dieser E-Mail geändert.
Aus der vertraulichen Anrede »Hallo Doc« schloss ich, dass es
sich bei P. Dambach um einen jungen Menschen mit eher unkonventionellen Umgangsformen handelte. Ansonsten hatte
seine Nachricht nichts Anbiederndes oder Distanzloses. Und
sie war wesentlich ausführlicher als die ersten drei Mails.

Was er schrieb und wie er es formulierte, hatte etwas
Trauriges an sich. Eine junge Frau oder ein junger Mann, die
oder der sich mit einem offensichtlich gravierenden Problem
nur der Mutter anvertraut, aber auch dieser nicht vollständig.
»Das geht niemand etwas an« sprach für einen Rückzug in
sich selbst, für Scham und das Gefühl, etwas sehr Persön-
liches verbergen zu müssen. Der letzte Satz »ich bin volljährig
und alleine« verstärkte in mir noch das Bild eines irgendwie
trotzigen, aber in seiner Trauer feststeckenden Menschen.

Wie lange hast du versucht, das alles mit dir selbst auszumachen, P. Dambach? Und ja, verstehen kann ich das gut. Nur würde ich dir das gerne persönlich sagen.

Auch wenn man aus einer E-Mail schon eine ganze Menge über den Verfasser herauslesen kann, ergibt sich doch nur ein bruchstückhaftes Bild. Es fehlt das Non-Verbale, das im Kontakt zwischen zwei Menschen eine so große Bedeutung hat: der Tonfall und der Klang der Stimme. Der Gesichtsausdruck, die Gesten, die Körperhaltung. Ein Stirnrunzeln, ein Lächeln, ein skeptischer Blick. Zögern, das abwehrende Verschränken der Arme vor der Brust. Die Tränen. Und am Wichtigsten: der Blickkontakt.

Gerade in einer therapeutischen Beziehung ist der Blick in die Augen des Gegenübers wie ein seelischer Lichtbogen, der mehr als alle Worte eine der entscheidensten Botschaften an den Patienten transportiert: Du bist nicht allein. In Momenten, in denen du dich schämst, dich unerträglich findest, in denen dir klar wird, wie schwer dir manches fällt. In denen du Angst hast. In diesen Momenten jemandem gegenüberzusitzen, der nicht wegsieht, der versteht und akzeptiert, wie schwierig das ist, scheint mir für die seelische Weiterentwicklung extrem wichtig zu sein. Natürlich ist eine gründliche und umfassende Ausbildung Voraussetzung jeder professionell durchgeführten Psychotherapie, aber die menschliche Beziehung zwischen Patient und Therapeut bleibt die Basis einer Behandlung.

Das typische »Setting« der klassischen Psychoanalyse ist dafür übrigens völlig ungeeignet. Der Patient liegt und schaut zur Decke und der Analytiker sitzt, für seinen Gesprächspartner unsichtbar, am Kopfende. Und das soll »Beziehung« sein? Natürlich kann der Patient den Blickkontakt zum Therapeuten vermeiden, aber prinzipiell sollte er jederzeit möglich sein.

Auf ebendiese Basis würde P. Dambach verzichten müssen. Hatte das überhaupt Sinn? Konnte etwas dabei herauskommen? Oder würde dieser Beziehung ohne persönlichen Kontakt das Entscheidende fehlen?

In den letzten Jahren wurde viel über eine Online-Behandlung im Sinne einer auf E-Mail-Kontakt aufbauenden Verhaltenstherapie nachgedacht und geforscht. Obwohl die ersten Studien durchaus eine Wirksamkeit belegen, bin ich skeptisch, ob sich auf diese Weise ein echter therapeutischer Erfolg erzielen lässt.

Alle diese Gedanken sprachen also dafür, dass ich mich nicht mit P. Dambach auf einen Therapieversuch »im Netz« einlassen sollte. Auf der anderen Seite hatte mich ihre/seine letzte E-Mail neugierig gemacht. Außerdem fürchtete ich, dass sie/er sonst überhaupt keine Therapie beginnen würde. Nach einigem Überlegen beschloss ich also, einen Versuch zu wagen. Ich sagte zu, schickte P. Dambach eine E-Mail-Adresse, über die wir vertraulich kommunizieren konnten, und erwartete die erste Nachricht mit näheren Angaben zu Beschwerden und Vorgeschichte. Außerdem fragte ich an, wie wir die Frage der Bezahlung regeln wollten. Für alle Fälle schickte ich meine Bankverbindung und einen Vorschlag über die Höhe des Honorars mit.

Postwendend kam die Antwort. Die Honorarregelung wurde akzeptiert, allerdings war P. Dambachs Nachricht in allem anderen etwas kryptisch:

Ich würde mich gerne im Gasthaus von Goldshire mit Ihnen treffen. Sagen wir morgen Abend um 21:00? Ich heiße Tyrannotyson (Rivula, natürlich Allianz^^).

cu

Da musste wohl etwas schiefgelaufen sein. Ich schrieb zurück, dass dieser letzte Teil der E-Mail wohl nicht für mich gedacht war.

War er aber, denn prompt kam die Antwort:

Ach, Sie haben noch gar keinen account??? Na ja, macht nix, ich schicke Ihnen einen link, wo Sie den client runterladen können. Aber achten Sie darauf, den char auf Rivula zu erstellen. Melden Sie sich, wenn Sie so weit sind.

Erneut schlichen sich bei mir Zweifel ein, ob ich mich hier nicht in allzu abwegige Bereiche begeben hatte. Aber wer A sagt, muss auch B sagen, und so folgte ich dem angegebenen Link.

Ich traute meinen Augen nicht: *World of Warcraft!* Das berühmt-berüchtigte Online-Rollenspiel, das mir bisher nur vom Hörensagen bekannt war, und zwar vor allem, wenn es um Computer-Spielsucht ging. Dorthin sollte ich mich also begeben, P. Dambach wollte mich in einem Computerspiel treffen!

Ehrlich gesagt überwog bald meine Neugier meine Skepsis. Ich informierte mich im Internet über Hintergründe, Spielweise und Kosten und installierte das Spiel auf meinem PC. Gleichzeitig lud ich mir eine Liste mit Insider-Ausdrücken aus dem Internet, da ich nur die Hälfte der Nachrichten meines neuen Patienten verstanden hatte und davon ausging, dass es sich um einen Slang für Eingeweihte handelte. Und so war es auch.

Mit dieser Liste konnte ich einige der kryptischen Zeichen deuten. Ich erfuhr, dass »cu« »see you« bedeutet, der »char« die Spielfigur ist und dass »^^« ein Hochziehen der Augenbrauen symbolisiert. P. Dambach bediente sich einer Art Fremdsprache, die mich gleichermaßen belustigte wie schockierte. Einerseits war das durchaus witzig und auch originell, andererseits konnte man auf diesen seltsamen Abkürzungen ja wohl kaum eine normale Konversation aufbauen. Auf eine gewisse Weise kam ich mir vor wie ein Eindringling. War es überhaupt statthaft, dass ein gestandener Psychiater jenseits der vierzig sich in ein Rollenspiel einloggte, das »Welt des Kriegshandwerks« hieß?

Zweifel dieser Art lassen sich immer am besten mit pseudo-rationalen Begründungen ausräumen. Immerhin mache ich das alles aus therapeutischen Gründen, sagte ich mir. Außerdem konnte es nichts schaden, sich mal dort umzusehen, wo sich ein großer Teil der Jugendlichen herumtrieb. So weit meine selbstbeschwichtigenden Theorien. In Wirklichkeit hatte mich die Neugier gepackt, und ich war froh, einen Anlass zu haben, um mich in dieser künstlichen Welt einmal umzusehen.

Nach der erfolgreichen Installation des Spieles und dem Zugang zum Server »Rivula« tauchten schon die ersten Probleme auf. Einfach war es noch, mich für eine der beiden verfeindeten Fraktionen der *WoW*-Welt zu entscheiden. Von P. Dambach wusste ich, dass ich nicht die »Horde«, sondern die »Allianz« wählen musste, damit wir uns unterhalten konnten. Gesagt, getan. Ein Mausklick und ich war frischgebackenes Mitglied der ruhmreichen »Allianz«, die sich im Dauerstreit mit den »Hordlern« befand.

Ich musste mich weiter entscheiden: Frau oder Mann? Mensch, Zwerg, Gnom oder Nachtelf? Einem Bedürfnis nach Normalität und Kontrolle auf unbekannten Pfaden folgend wählte ich als Spielfigur einen männlichen Menschen. Dann wurde es wieder schwierig, denn ich sollte mich für eine »Klasse« entscheiden. Neben Krieger, Jäger, Magier und Paladin gab es den Hexenmeister, den Priester und den Schurken. Ich hatte eigentlich auf einen Arzt gehofft. Allzu martialisch wollte ich nicht auftreten, schließlich war es mein Plan, hier eine Art Psychotherapie durchzuführen und nicht in einen Krieg einzusteigen.

Es dauerte eine Weile, bis ich herausfand, dass es tatsächlich so etwas wie einen »Heiler« in dem Spiel gab, und zwar den Priester. Richtig glücklich war ich nicht mit dieser Wahl, aber es half nichts. Hatte nicht die Psychotherapie auch etwas Priesterliches? Trotz meines eindeutigen inneren »Neins« auf diese Frage blieb ich dabei und klickte auf »Priester«. Da stand ich nun in einfachen Sandalen und einem Toga-ähnlichen Gewand, in der Hand einen knorrigen Stab. Der Anblick hatte wenig Heldenhaftes, ich sah aus wie ein armer Wanderprediger. Und jetzt forderte das Programm von mir die bisher schwierigste Entscheidung: »Wie ist dein Name?«

Zu meiner Schande muss ich gestehen, dass ich hier die längste Zeit grübelte. Ich erspare mir die Peinlichkeit, alle von mir in Erwägung gezogenen Namen aufzuführen. Seither weiß ich aber, dass man die Wahl eines Namens für die eigene Spielfigur mit Fug und Recht in jede Selbsterfahrungs-Sitzung aufnehmen könnte. Nach allerlei uninspirierten (»Teuschel«), kitschigen (»Schiwago«) oder entlarvenden (»Jekyll«,

»Mabuse«) Einfällen entschied ich mich schließlich für den Namen »Lorasepp«, in dem ich zum einen den heimatlichen Bezug zu Bayern (»Sepp«) verwirklicht sah und zum anderen eine medizinische Dimension ins Spiel bringen konnte: Lorazepam ist ein häufig verordnetes Beruhigungsmittel. Als ich mich schließlich mit meinem neuen Namen in die Spielewelt begab, war ich froh, dass Avatare (so heißen diese Alter Egos) nicht erröten können.

Ich fing an, mich in der überaus bunten und faszinierenden Online-Welt umzusehen und war schnell positiv überrascht. Das machte ja richtig Spaß! Nach den ersten Schritten gab es diverse Aufträge zu erledigen, die Lorasepp neue und bessere Kleidung und Ausrüstung bescherten. Mir wurde klar, worin der Reiz des Spiels besteht: Man steigt schnell in der Hierarchie (den sogenannten »Leveln«) auf und verbessert seine Fähigkeiten, erhält Belohnungen und wird begierig darauf, weiterzukommen und neue Gegenden zu erkunden.

Rasch realisierte ich auch, dass mein Plan, mich pazifistisch in höhere Ränge hochzuheilen, so nicht funktionierte. Jeder, also auch der heilige Priester Lorasepp, muss in *WoW* Wölfe, Kobolde und Monster töten, um die nötigen Erfahrungspunkte zu erhalten, die zum Aufstieg in höhere Level führen. Ehrlicherweise muss ich zugeben, dass mir das keine großen Probleme bereitete. Schließlich waren es ja immer »die Bösen«, die beseitigt werden mussten. Mit überraschender Leichtigkeit ließ ich mich auf eine Wertewelt ein, in der man seine Berechtigung zum Eliminieren von Schurken und Gaunern daraus ableitet, dass man einer der »Guten« ist.

Ich will hier nicht die Diskussion darüber führen, ob das Spielen von *WoW* und ähnlichen Spielen negative Auswirkungen auf Aggressivität im wirklichen Leben hat oder nicht. In der Spielewelt jedenfalls hatte ich keine Skrupel beim Ausschalten feindlich gesinnter Lebensformen.

Nachdem ich mich einigermaßen mit dem Spiel vertraut gemacht hatte, suchte ich nach Tyrannotyson. Eine Liste aller auf Rivula befindlichen Avatare zeigte mir, dass er online, also gegenwärtig im Spiel war. Ich schickte ihm eine Nachricht:

Hallo, P. Dambach. Bereit zur ersten Sitzung?

Daraufhin kam von Tyrannotyson die Aufforderung, mich einer Gruppe anzuschließen. Diese, nur aus uns beiden bestehende Gruppe ermöglichte uns eine Unterhaltung unter vier Augen. Es handelte sich um einen exklusiven »Chatroom«, in dem wir ungestört und unbelauscht reden konnten.

Unser virtuelles Therapiezimmer war also eröffnet.

Obwohl es möglich ist, sich innerhalb eines »Gruppenchats« zu unterhalten, während sich beide Spieler an ganz verschiedenen virtuellen Orten aufhalten, scheint es auch in *WoW* ein menschliches Bedürfnis zu sein, sich zu einem gepflegten Gespräch in gemütlicher Umgebung zusammenzusetzen. Deshalb trafen wir uns wie verabredet im Gasthaus in der kleinen Ortschaft Goldshire. Ich war viel zu früh dran und nahm in einem der im Schankraum zahlreich herumstehenden Sessel Platz. Von dort aus konnte ich ein reges Kommen und Gehen beobachten. In einer Ecke des Gasthauses stand ein Händler, der vorbeikommenden Avataren seine Waren anbot. Ein anderer verteilte Aufträge, die den Spieler in die nahe Hauptstadt Stormwind oder an andere, entlegenere Orte führten. Obwohl es eine durch und durch künstliche Welt war, begann ich mich schnell heimisch zu fühlen.

In dieser Gegend gab es kaum Angriffe der Horde, so dass man sich in Ruhe seinen Aufgaben widmen konnte. Die Avatare, die im Gasthaus ein und aus gingen, waren alle aus den unteren Leveln, Spielanfänger wie ich selbst. Plötzlich jedoch betrat eine eindrucksvolle Gestalt das einfache Gasthaus. Ein Krieger in einer pechschwarzen Rüstung mit funkelndem Ornat und einem Helm mit riesigen Hörnern, der das Gesicht vollständig verbarg. Auf dem Rücken trug er ein Schwert, das fast größer als er selbst und von einem rötlichen Schimmer umgeben war. Mit zwei, drei Schritten war er bei mir und baute sich vor mir auf.

Doktor Teuschel?

So machte ich die Bekanntschaft von Tyrannotyson, Krieger der Allianz auf Level 60 (was damals die höchste erreichbare Stufe war) und Mitglied der Gilde »Unbreakable«.

Es war eine eigentümliche und schwer zu beschreibende Erfahrung, jemandem gegenüberzustehen, dessen Avatar man zwar sehen kann, hinter dem sich aber ein Mensch verbirgt, von dem man nichts weiß. Ich selbst fühlte mich in meiner abgerissenen Priesterkutte seltsam beschämt und minderwertig. Offenbar gilt auch in der Online-Welt, dass Kleider Leute machen.

So verlief unser erstes Gespräch für mich in einer Mischung aus Neugier, was P. Dambach mir wohl zu berichten hatte, und Staunen über mich selbst, wie sehr ich mich von den Rollen, die wir beide in dem Spiel verkörperten, beeindrucken ließ. Wir sprachen etwa eine halbe Stunde lang, das heißt, wir kommunizierten über Botschaften innerhalb unseres exklusiven Gruppenchats. Zu meinem Erstaunen ging das ganz gut. Die Verzögerung durch das Schreiben war nicht so störend, wie ich gedacht hatte, weil sie Zeit zum Nachdenken ließ.

Wie in jeder »echten« ersten Therapiestunde gab ich meinem Gegenüber sehr viel Raum, damit er ungestört über seine Probleme sprechen konnte. Außer »verstehe«, »o.k.« und einigen Fragen hier und da warf ich wenig ein. Ich erfuhr, dass P. Dambach schon seit einigen Monaten schlecht schlief, tagsüber müde, schlapp und niedergeschlagen war und Konzentrationsstörungen hatte. Der Hausarzt hatte schon einige Untersuchungen gemacht, so waren die Schilddrüse abgeklärt und alle möglichen Mangelerscheinungen durch eine Blutuntersuchung ausgeschlossen worden. Alkohol und Drogen waren nicht im Spiel. Bei meiner Frage nach Umfang und Dauer von Online-Aktivitäten wie *WoW* antwortete P. Dambach ausweichend.

Es war mir schon klar, dass Sie das fragen würden.
Natürlich bin ich häufig on. Während des Spielens geht's mir einfach besser, da komme ich nicht zum Nachdenken.
Verdrängung würden Sie wohl sagen.

Zum Nachdenken worüber?

Über alles Mögliche. Meinen Zustand. Warum alles so ist.
Den Sinn des Lebens^^.

So kreisten wir einige Zeit um seine Beschwerden, ohne dass ich dahinterkam, worum es hier eigentlich ging. Ich teilte

P. Dambach meine Vermutung mit, dass er seit ein paar Monaten an einer Depression leide und dass es für die Therapie wichtig wäre, etwas mehr über die Hintergründe, sein Leben und ihn selbst zu erfahren.

Warum schreibe ich »er« und »ihn«?

Obwohl ich nicht wusste, wer sich hinter »P. Dambach« verbarg, war es mir im Verlauf dieses ersten Gesprächs schlicht nicht mehr möglich, mir hinter dem imposanten Krieger, der mir im Gasthaus von Goldshire gegenübersaß, eine Frau vorzustellen. Ich beschloss, diese Möglichkeit zwar nicht völlig außer Acht zu lassen, kapitulierte aber vor der immensen Suggestionskraft des Avatars.

Heute bin ich mir sicher, dass es genau diese Wirkung ist, die manch einen, der sich im Leben als »Loser« fühlt, in solche Parallelwelten treibt. So wie ich mich schon nach kurzer Zeit vom Anblick des stolzen Kriegers beeindrucken ließ, so sehr versuchen viele, die im »real life« Probleme haben, eben diese in virtuellen Welten auszublenden.

P. Dambach hatte schon recht: Als Kämpfer für die edle »Allianz« in *World of Warcraft* kommt man nicht zum Nachdenken. Das Problem dabei ist nur, dass die realen Themen sich umso stärker zurückmelden, sobald der PC ausgeschaltet wird. Für viele ist dieser Effekt derart ernüchternd, dass sie ihn zu vermeiden versuchen, indem sie den Ausschaltknopf einfach nicht mehr betätigen. Die ständige Präsenz im Online-Spiel mit immer wechselnden Aufgaben, gefolgt von virtuellen Belohnungen, Beförderungen und sonstigen Erfolgserlebnissen, wird für den Spieler zur »besseren Welt«, in der er nicht der Underdog, sondern der Held ist.

Diese Beschreibung trifft natürlich nicht für alle *WoW-*

Spieler zu. Es ist wie mit Alkohol: Viele konsumieren ihn, einige verfallen ihm.

Damals, als ich mit Tyrannotyson im Gasthaus von Goldshire saß, wusste ich all das noch nicht. Ich hatte noch nicht die Erfahrung mit den vielen (fast ausschließlich männlichen!) jungen Patienten, die mir später als spiel- und onlinesüchtig gegenübersitzen würden. Aber ich bekam bereits damals einen ersten Eindruck, wie nachhaltig und eindrücklich diese Spielewelt auf den Spieler, in diesem Fall auf mich, wirkt.

Nach diesem ersten Kennenlernen, das ein vorsichtiges Abtasten war, verabredeten wir uns zu regelmäßigen Gesprächen. Wir wollten alle drei bis vier Tage einen halbstündigen Termin im Gasthaus in Goldshire dafür verwenden, Tyrannotysons Probleme anzugehen.

Obwohl wir uns in den nächsten Wochen vertrauter wurden und uns menschlich gut verstanden, begannen die Gespräche rasch, sich im Kreis zu drehen. Weder konnten wir bei Themen innerhalb seiner Familie und seines Freundeskreises noch bei seiner Arbeit ansetzen. Tyranno, wie ich ihn mittlerweile nannte, wollte weiterhin alles Persönliche raushalten. So sprachen wir sehr allgemein über seine Ansichten und seine Symptome. Er berichtete, dass es ihm schon seit mehreren Jahren nicht gutging, wenn auch die ausgeprägte Depression erst seit einigen Monaten bestand. Ich gab ihm Hinweise, wie er sein Schlafverhalten und seine Konzentration verbessern könnte. Wir analysierten gemeinsam selbstschädigende Einstellungen und versuchten, im Sinne einer »kognitiven Therapie« alternative Denkmodelle zu entwickeln.

Für mich blieb das Stückwerk. Ich bedauerte immer mehr, mich auf diese seltsame Form einer Therapie eingelassen zu haben. Deshalb versuchte ich, Tyranno so weit zu bekommen, dass er sich im wahren Leben zu einer Behandlung anmeldete.

So geht es nicht weiter. Wir reden seit Wochen um die wirklich wichtigen Themen herum. Was wir hier machen, ist nicht nur schräg, es ist schlicht Unsinn.

Mir geht es besser. Schauen Sie!

Tyranno stand auf und machte ein Tänzchen. Dann schüttelte er sich vor Lachen.

Sehr beeindruckend. Es ist für Sie sicherlich gut investiertes Geld, mich dafür zu bezahlen, Ihrem Krieger das Tanzen beizubringen.

Einerseits hatte sich mittlerweile ein vertraulicher Ton in unseren Unterhaltungen eingestellt, andererseits ließ ich nichts unversucht, um auf den Unterschied zwischen Tyrannotyson und P. Dambach hinzuweisen.

Apropos Tanzen. Haben Sie Die Rückkehr des Tanzlehrers *von Henning Mankell gelesen?*

Ist hier jetzt freies Assoziieren angesagt oder wird das eine ernsthafte Diskussion?

Und? Haben Sie's gelesen?

Ja, hab ich.

Was halten Sie von Rache?

Das klang halbwegs interessant. Hinzu kam, dass Tyranno-tyson wieder aufgestanden war und mit seinem Tänzchen weitermachte. Ich hielt das für eine Übersprungshandlung oder eine Verlegenheitsgeste, ganz ähnlich denjenigen, die ich täglich bei meinen realen Patienten beobachten konnte. Gleichzeitig fragte ich mich, ob ich noch ganz dicht war, auf psychomotorische Feinheiten bei Avataren zu achten. War auch ich schon auf dem besten Wege, Spielewelt und Realität zu vermischen? Aber auf mehr konnte ich nicht zurückgreifen. Ich wusste nicht, ob P. Dambach gerade in diesem Moment auf seinen Fingernägeln kaute oder nervös auf seinem Stuhl herumzappelte. Ich sah nur einen Krieger, der in voller Kampfausrüstung in einem etwas heruntergekommenen Gasthaus in bestem Travolta-Stil Pirouetten drehte.

Rache? Schwierig. Soll angeblich süß sein. Ist meistens aber bitter. Bringt das was, sich zu rächen?

Kommt drauf an, wofür.

Und? Wofür?

Es kam keine Antwort mehr. Tyranno tanzte noch ein, zwei Minuten weiter und blieb dann unvermittelt stehen.

cu Doc. Muss auf ne Raid. Bis in drei Tagen.

Ich war frustriert. Mehr als Andeutungen hatte ich nicht aus ihm rausbekommen, und nun machte er sich aus dem Staub, zu seiner »Raid« (ein gemeinschaftlicher Überfall auf eine feindliche Stellung, zu dem man sich in *WoW* verabredet). Das Thema Rache sprach dafür, dass er etwas erlebt hatte, das ihn gekränkt oder gedemütigt hatte. Aber was? Wie so viele Patienten hatte er die wichtigste Information für die letzten Minuten der Therapiestunde aufgehoben, weil er dann gleich »fliehen« konnte und nicht Gefahr lief, über belastende Themen zu reden. Eine weit verbreitete, meist unbewusste Taktik, die Patienten an den Tag legen, wenn sie hin- und hergerissen sind, ob sie sich anvertrauen sollen oder nicht. Die meisten kommen mit dieser Vermeidungsstrategie nicht sehr weit, weil Therapeuten die lästige Eigenschaft haben, sich solche neuralgischen Punkte gut zu merken und in das nächste Gespräch einzusteigen mit einem »Sie haben ganz am Ende der letzten Stunde etwas erwähnt, das wir aufgreifen sollten«.

Leider biss ich mit solchen Methoden bei Tyranno auf Granit. Ich war immer wieder kurz davor, die ganze Sache zu beenden, wollte ihn aber nicht mit seinem Problem im Regen stehen lassen. Aus dieser Zwickmühle fand ich keinen Ausweg.

Dann geschahen zwei Dinge, die den weiteren Verlauf unserer »Therapie« in *World of Warcraft* beeinflussen sollten.

Das Erste war, dass Tyrannotyson aus seiner Gilde flog. Das Gildensystem in *WoW* erlaubt den Spielern, sich zu größeren Gruppen zusammenzuschließen, die wie Vereine organisiert sind. Jede dieser Gilden kann Mitglieder aufnehmen, besitzt eigene Regeln und sogar ein eigenes Wappen. Zweck dieser Vereinigungen sind gemeinsame Aktivitäten wie Überfälle auf feindliche Stellungen und vor allem der Kampf gegen mächtige Monster in den sogenannten »Instanzen«.

Diese sind in sich abgeschlossene Höhlen oder Burgen, in denen sich vom Computer generierte, besonders starke Gegner verschanzt haben. Solche Instanzen betritt man am besten in einer Gruppe von fünf Abenteurern, denn alleine hat man keine Chance. Der Reiz liegt dabei im Kampf gegen den sogenannten »Endboss«, der ganz am Ende der Instanz wartet. Besiegt man ihn, so gibt er wertvolle Schätze frei, mächtige Schwerter, Schilde oder magische Rüstungsteile, die man nur auf diesem Weg erringen kann. Um den Endboss zu besiegen, muss eine Gruppe eingespielt sein und ihre Mitglieder müssen sich quasi blind verstehen. Außerdem sollten einem solchen Team verschiedene Klassen wie Krieger, Magier und Heiler angehören, die sich in ihren Künsten und Fertigkeiten ergänzen können.

Darin liegt der Vorteil der Gilden. In ihnen findet man bewährte Kampfgefährten, während man sonst auf das Zusammenspiel mit fremden Avataren angewiesen ist, was meist in Streit, Frust und Misserfolg endet.

Ich wusste von Tyranno, dass er es seit langem auf ein besonders mächtiges Schwert namens »Flamme des Lichts« abgesehen hatte, das seinem Träger zusätzlich zu seinen Waffeneigenschaften die eigene Kampfkraft deutlich verstärkt. Nicht zuletzt aber war es ein imposantes und gehörigen Eindruck erzeugendes Teil. Es war so riesig und schwer, dass es mit beiden Händen geschwungen werden musste. Die wenigen Krieger, die es bereits erbeutet hatten, trugen es auf den Rücken geschnallt, wo es in allen Farben des Regenbogens schimmerte. Ich konnte mir schon denken, warum Tyranno es gerade auf dieses Schwert abgesehen hatte. Es gab wenig Waffen im Spiel, die ihrem Träger eine größere Aura von Macht und Stärke verliehen.

Der Nachteil an der Flamme des Lichts war, dass sie sich im Besitz von Dulgur, einem äußerst übellaunigen Drachen, befand. Und selbst wenn man ihn in seiner Instanz, dem Feuerberg, besiegt hatte, bekam man dieses Schwert nur in etwa zehn Prozent aller Fälle. Der Zufall bestimmte, welcher Schatz in die Hände der siegreichen Abenteurer fiel. Manche Krieger hatten bereits fünf Mal und öfter gegen den Drachen gewonnen und waren mit geweihten Stäben für Priester oder magischen Dolchen für Schurken abgezogen, für die sie keine Verwendung hatten.

Tyranno hatte mit seinem Gildenteam erst ein Mal gegen Dulgur gewonnen. Der erbeutete Schatz bestand aus einem Langbogen, der die Treffsicherheit seines Trägers auf nahezu hundert Prozent anhob. Ein wunderbares Ding für jeden Jäger, für Tyrannotyson unbrauchbar.

Mit seinem Ausschluss aus der Gilde »Unbreakable« sanken seine Chancen, an die Flamme des Lichts zu kommen, also gegen null. Was letztlich zu seinem Rauswurf geführt hatte, wurde mir nie so richtig klar. Er selbst machte den in seinen Worten »oberpsychopathischen« Gildenchef dafür verantwortlich, aber es sprach einiges dafür, dass Tyranno sich nicht wirklich in ein System integrieren wollte, in dem andere den Ton angaben und es häufig zum Streit kam.

Jedenfalls war er am Boden zerstört, als er davon berichtete. Ich versuchte ihn zu trösten.

Blöd gelaufen. Aber es gibt ja viele Gilden, in denen ein Krieger mit Level 60 jederzeit willkommen ist.

Nein. Ich geh in keine Gilde mehr. Nie wieder.

So wird es aber schwierig, an das Schwert heranzukommen.

Lieber kein Schwert als eine Gilde.

So gut kannte ich meinen Online-Patienten mittlerweile, dass ich wusste, wie schwer ihm solche Aussagen fielen. Er musste sich wirklich sehr über seine Gildenkumpel geärgert haben.

Der zweite Umstand, der beim Fortgang der Dinge bedeutsam wurde, war mein allmählicher Aufstieg. Obwohl ich außerhalb der Therapie mit P. Dambach nicht sehr häufig spielte, war ich doch mittlerweile auf Level 22 angekommen. Das brachte mit sich, dass ich meine Kreise in der Spielewelt immer mehr ausdehnte und allmählich auch in Gegenden kam, in denen man Mitgliedern der Horde begegnete. Solche Treffen endeten in den meisten Fällen mit Kampfhandlungen. Der besondere Reiz daran war das Wissen, dass die furchteinflößenden Orks und Untoten nicht vom Computer gesteuerte Wesen mit einem beschränkten Verhaltensrepertoire waren, sondern Avatare echter Menschen, die ebenfalls gerade *WoW* spielten.

Eine reizvolle Gegend mit Möglichkeiten, an lukrative Aufträge zu kommen, waren die Weinberge bei Southshore. Eine hügelige Landschaft mit viel Ackerbau, grasenden Kühen, aber auch wilden Bären. Regelmäßige Zusammenstöße mit

Hordlern erschwerten das Priesterdasein, boten aber gute Gelegenheiten, um das Überleben zu üben.

Immer öfter trafen sich Tyrannotyson und Lorasepp im ersten Stock eines Bauernhauses in den Weinbergen, um ihre Gespräche zu führen. Es schien, als hätte die liebliche Landschaft abseits der Hauptstraße einen beruhigenden Einfluss auf meinen Krieger-Patienten. Vielleicht war es auch die Tatsache, dass er jetzt gildenlos durch die Lande streifte, jedenfalls schien er mir während unserer Gespräche etwas zugänglicher und offener. Er inszenierte weniger seine »fünf Minuten vor Ende der Stunde«-Andeutungen und brach nicht mehr mitten im Gespräch auf, um irgendwelche Überfälle auf feindliche Stellungen zu starten. Aber er kam hin und wieder zu spät zu einem Termin.

So auch an jenem Tag, als ich die Gruppe Hordler auf das Haus zukommen sah, in dem ich im ersten Stock auf Tyranno wartete. Es waren zwei mit Level 60 darunter, dem damals höchsten Spielrang, und vier oder fünf mit geringerer Erfahrung. Als sie näher kamen, hörte ich sie in ihrer unverständlichen Hordlersprache grölen und lachen. Sie töteten alles, was ihnen in den Weg kam. Die Kühe, den Hofhund, den Dorfschmied. Um das nahe gelegene Rathaus, das gut bewacht war, machten sie einen Bogen. Offensichtlich suchten sie keine Herausforderung, sondern wehrlose Opfer. Sie drangen in jedes Haus ein, und ich wusste, dass sie jeden erschlugen, den sie dort vorfanden. Als sie sich dem Bauernhof näherten, in dem ich wartete, wurden sie von einigen Knechten attackiert. Die Hordler machten kurzen Prozess mit ihnen. Dann kamen sie ins Haus.

Ich hörte sie im Erdgeschoss schreien und lachen. Die

explosiven Geräusche von Feuerzaubern und Waffengeklirr drangen zu mir nach oben. Ich überlegte, ob ich mich durch Ausloggen dem nun sicher folgenden Überfall entziehen sollte. Das galt aber als feige, und so wartete ich ab.

Als die ersten beiden Hordler, ein Jäger und ein Schamane, in das Zimmer stürmten, in dem ich am Boden saß, blieben sie schlagartig stehen. Dann riefen sie ihre Kumpane und betrachteten mich neugierig. Sofort gab es heftige Diskussionen, von denen ich kein Wort verstand. Als sich alle (es waren sieben) in dem Raum eingefunden hatten, ging der Zauber los. Ein Priester der Allianz, der hilflos in der Falle saß, war kein Opfer, das man mit einem gezielten Schwerthieb oder einem Feuerball ins Jenseits beförderte. Nein, das sollte ein großer Spaß werden.

Einer der unangenehmsten Zauber ist das sogenannte Sheepen. Dabei wird das Opfer in ein Schaf verwandelt und verliert die Möglichkeit, sich selbst zu steuern. Man irrt kopflos durch die Gegend, kann sich nicht wehren und kommt sich ziemlich blöd vor. So ließen sie mich ein paar Minuten zu ihrem großen Vergnügen als Schaf durchs Haus laufen. Immer wenn ich mich aus meiner Schafsgestalt befreit hatte, durften diejenigen Hordler ran, die noch nicht so erfahren waren und ein paar neue Zaubersprüche und Kampftechniken ausprobieren wollten.

Zwar wehrte ich mich so gut ich konnte und belegte einen nach dem anderen mit schwächenden Flüchen, aber ich hatte nicht den Hauch einer Chance. Meine Gegenwehr schien sie zu amüsieren. Sie bekämpften mich immer gerade so lange, bis meine Lebensenergie zur Neige ging, dann wurde ich erneut gesheept. Als Schaf kam ich wieder zu Kräften, konnte aber nicht kämpfen.

So ging das böse Spiel immer weiter. Der Obermagier hatte noch einen Zauber drauf, der mich als Variante zum Schaf in ein Schwein verwandelte. So wackelte ich gerade grunzend und ohne Orientierung durchs Zimmer, als ich plötzlich merkte, dass sie von mir abließen. Bis ich mich wieder aus der Schweinsgestalt befreit hatte, vergingen ein oder zwei Minuten. Bei meiner kopflosen Tour durch den Raum sah ich aber noch staunend zwei Hordler niederer Stufen zu Boden gehen. Dann war der Schweinezauber vorbei und ich konnte mich wieder selbst steuern.

Im Zimmer war ein heftiger Kampf ausgebrochen. Drei Hordler waren besiegt, die anderen hatten alle Hände voll zu tun. Tyrannotyson stand im Raum und schwang sein Schwert. Mit atemberaubender Geschwindigkeit sprang er um seine Gegner herum und entzog sich so ihrem Zugriff. Ich hatte ihn noch nie kämpfen sehen und war beeindruckt. Bei aller Wucht seiner Angriffe ging er sehr methodisch vor, indem er zunächst die beiden Heiler aus dem Verkehr zog. So konnte er sichergehen, dass die beiden Hochkaräter mit Stufe 60 sich von seinen Attacken nicht so schnell erholen konnten.

Es war ein langer und zäher Kampf. Ich versuchte nach Kräften mitzuhelfen, indem ich Tyranno immer wieder mit Heilzaubern belegte, die ihm Energie und Durchhaltevermögen gaben. Trotzdem wurde der Balken, der die Lebensenergie seines Avatars anzeigte, kleiner und kleiner. Ich hatte Angst, dass er es nicht schaffen würde, und legte mich mit meinen Heilkünsten noch mehr ins Zeug. Außerdem konnte ich für einen kurzen Zeitraum den Magier, der mich in Schafe und Schweine verwandelt hatte, durch einen Blockadefluch am Zaubern hindern. Gleichzeitig verfiel Tyranno in einen Berserkermodus und holte noch einmal alles aus sich heraus.

Dann war der Kampf aus. Wir waren schwer angeschlagen, aber wir hatten gewonnen.

Das heißt, Tyranno hatte die Hordler quasi im Alleingang besiegt. Eine unglaubliche Leistung. Die am Boden liegenden Avatare unserer Feinde waren bereits verschwunden. Sie würden auf einem nahe gelegenen Friedhof wieder auferstehen und sich davonmachen. Ich war mir sicher, dass sie keine Lust verspürten, zurückzukommen.

Puh. Vielen Dank. Die hatten mich echt am Wickel. Das hätte noch lange dauern können. Das waren sieben, wenn ich richtig gezählt habe.

Tyranno sagte nichts. Er setzte sich auf den Boden. Im ersten Moment dachte ich, er wolle sich ausloggen. Aber er saß einfach nur da. Gab es diese Momente des Schweigens, denen in der Therapie oft ein wichtiger Satz folgt, auch online? Wieder hatte ich dieses schwer zu beschreibende Gefühl, dass mir die Situation einerseits vertraut und andererseits durch die Spielewelt seltsam entfremdet vorkam.

Ich beschloss, auf meinen Instinkt zu vertrauen, und setzte mich Tyranno gegenüber auf den Boden. So vergingen zwei oder drei Minuten. P. Dambachs Avatar führte die üblichen, ihm von den Programmierern zugedachten Bewegungen aus, blickte hin und her, lockerte seine Schultern. Ich schwieg.

Sieben? Bei mir waren es nur vier.

Immer noch zu viele.

Stimmt.

Nach einer weiteren Pause von ein, zwei Minuten fuhr er fort.

Sie sind mir aufs Klo gefolgt. Ich hatte schon den ganzen Tag so ein blödes Gefühl. Die waren wochenlang hinter mir her, haben mich auf dem Pausenhof schikaniert und mir auf dem Weg nach Hause aufgelauert. Schwuchtel haben sie mich genannt. Ich war damals 15. Zwei haben mich gepackt und in eine Kabine gezerrt, die anderen beiden blieben draußen. Einer hatte ein Messer dabei. Mit einem Tuch haben sie mich geknebelt. Sie hatten an alles gedacht, es war wohl lange geplant. Sie zogen mir die Hose runter, einer hielt mich fest, der andere schnappte sich die Klobürste.

P. Dambach schrieb immer weiter und weiter. Nachdem er beschlossen hatte, alles zu erzählen, war es wie ein Dammbruch. In allen Einzelheiten schilderte er mir das grausame Erlebnis aus seiner Schulzeit. Das Schlimmste, schrieb er, seien nicht die Schmerzen und die Erniedrigung gewesen, das Schlimmste sei die Angst gewesen. Sie hatten ihm angedroht, ihn zu verstümmeln. Nachdem alles vorbei war, hatten sie ihn gewarnt: Wenn er irgendjemandem davon erzählte, würden sie ihn sich »ernsthaft vorknöpfen«.

Das Ganze war jetzt sieben Jahre her. P. Dambach hatte lange Zeit versucht, die Erinnerung daran irgendwie »abzuschütteln«, aber es gelang ihm nicht. Er hatte immer wieder Alpträume von schrecklichen Bedrohungen und Gewalt und konnte öffentliche Toiletten nur unter Unterdrückung einer heftigen Angst benutzen. Er konnte keine partnerschaftlichen Beziehungen führen aus Angst, er würde bei körperlichen

Annäherungen »ausflippen«. Geredet hatte er mit niemandem darüber. Seiner Mutter hatte er erzählt, er sei damals geschlagen und bedroht worden, aber die ganze Wahrheit kannte sie nicht.

Je länger seine Schilderung der schrecklichen Szene dauerte, umso ratloser und hilfloser fühlte ich mich. Nicht weil ich solche Erzählungen nicht schon gehört hätte oder nicht wüsste, wie ich damit umgehen sollte. Aber mir wurde wieder einmal und diesmal besonders dramatisch bewusst, wie künstlich unser Kontakt war. Ich saß in München vor dem PC und bediente mit Maus und Tastatur einen Priester-Avatar, der in einer komplett animierten Spielewelt im ersten Stock eines Bauernhauses saß.

Irgendwo in Deutschland saß zum selben Zeitpunkt P. Dambach vor seinem Computer und tippte seine traumatischen Erlebnisse in die Tasten. Wir hatten keinerlei echten Kontakt, ich sah nicht, wie es ihm in diesen Minuten ging, hörte nicht seine Stimme. Sollte er beschließen, sich im nächsten Moment aus- und nie wieder einzuloggen, so wäre das das Letzte, was ich von ihm erfahren hätte. Ich hatte keine Möglichkeit, auf ihn einzugehen und ihm zu helfen. In diesem Moment verfluchte ich meine Bereitschaft zu einer Online-Therapie.

Aber P. Dambach loggte sich nicht aus. Seine Erzählung schloss er mit einem

Jetzt bin ich froh, dass es raus ist. Sie hatten sich das eh schon gedacht, stimmt's?

Dass irgendwas Übles passiert sein musste, hatte ich vermutet. Aber so etwas kann man sich nicht denken. Und ja,

es ist gut, dass es raus ist. Wie geht's Ihnen denn jetzt im
Moment? Ich finde die Online-Situation gerade ziemlich
unpassend. Aber vielleicht besser so als gar nicht ...

Nein, nein, das passt schon. Ihr Priester schaut gerade
*ziemlich therapeutisch drein.^^*
Was denken Sie jetzt?

Ganz schwer, das in diese Tastatur zu klopfen. Zunächst
tut es mir wahnsinnig leid, was Ihnen da passiert ist.
Und dann bin ich erleichtert, dass Sie es erzählt haben.
Jetzt kann man daran arbeiten, dass Ihnen diese Erfah-
rung nicht immer im Nacken sitzt.

Können wir das hier tun?

Was wir hier in jedem Fall tun, ist, dass wir uns einen
etwas friedlicheren Ort für unsere Gespräche suchen
werden.

P. Dambach hielt nach dieser Schilderung, die ihm sehr
schwergefallen sein muss, den Kontakt zu mir. Der Scherz
mit dem therapeutisch dreinblickenden Priester war ein Versuch, seine Unsicherheit zu überspielen. Vielleicht war es aus
seiner Sicht ja doch ein Vorteil, dieses Gespräch nicht Auge
in Auge mit einem leibhaftigen Therapeuten führen zu müssen. Ich meinerseits hatte ihm sowohl meine Betroffenheit si-
gnalisieren als auch Mut für weitere Schritte machen können.

Mir war klar, dass ich keine Trauma-Therapie von Avatar
zu Avatar in *World of Warcraft* durchführen wollte und konnte. Aber ich beschloss, den momentan guten und zumindest

für die Online-Situation »engen« Kontakt zu P. Dambach aufrechtzuerhalten, um ihn zu einer echten Behandlung zu motivieren.

In den darauffolgenden Tagen sprachen wir täglich miteinander. Ich erklärte ihm einiges zur Trauma-Therapie, und er sah ein, dass er dazu in jedem Fall einen Therapeuten aus Fleisch und Blut brauchte. Ich hatte ihn nach einiger Zeit so weit, dass er sich zwei oder drei geeignete Psychotherapeuten in seiner Heimatstadt aus dem Internet suchte, aber er zögerte immer noch, hinzugehen.

Unsere Gespräche waren mittlerweile sehr offen, und ich fragte ihn, wie um alles in der Welt man einen dickköpfigen Krieger dazu bringen könnte, im real life zum Psycho-Doc zu gehen.

Wollen Sie das wirklich wissen?

Raus mit der Sprache.

Ich trau mich da nur bewaffnet hin.

???

Ohne Flamme des Lichts fühle ich mich für eine Trauma-Therapie nur ungenügend gewappnet.

Das ist jetzt nicht Ihr Ernst, oder?

Kommen Sie, Doc, ein fairer Deal: Sie holen mit mir das Schwert, und ich lege mich auf die Couch.

An dieser Stelle käme in einer echten Therapiesituation von meiner Seite der dezente Hinweis, dass der Patient sich für sich selbst und nicht seinem Arzt zuliebe in eine erforderliche Behandlung begeben sollte. Aber was war in den Gesprächen zwischen Tyrannotyson und Lorasepp schon normal?

Inzwischen glaubte ich mein virtuelles Gegenüber ein wenig zu kennen. Sein Vorschlag war sicher von einem Augenzwinkern begleitet worden. Also erklärte ich mich nach einigen Einwänden, die er alle vom Tisch fegte, einverstanden. Anschließend musste ich über mich selbst den Kopf schütteln. Gegen wie viele Regeln der Psychotherapie verstieß ich eigentlich mittlerweile?

Der Rest ist rasch erzählt. Es dauerte etwa zwei Wochen, bis ich die erforderliche Spielstärke besaß, um Tyranno in die Drachenhöhle zu begleiten. Ich stellte meine Zaubersprüche und meine Ausrüstung völlig auf Heilung um. Tyranno ersteigerte für mich im Auktionshaus in Stormwind die besten Roben, magische Stäbe und säckeweise Heiltränke, mit denen ich Wunden, die er sich im Kampf gegen Dulgur zuziehen würde, heilen sollte.

Natürlich war es übermütig, zu zweit eine Instanz zu betreten, die eine Truppe von fünf Kämpfern erforderte, und so scheiterten wir die ersten Male kläglich. Gegen Tyrannos Vorbehalte organisierte ich noch zwei Mitstreiter, einen Magier und einen Schurken, die er schließlich maulend akzeptierte. Es waren Gildenlose wie er, schweigsame Gesellen, die aber gut kämpften und sichtlich froh waren, eine Gelegenheit zu finden, in einer anspruchsvollen Instanz zu bestehen.

Zu viert zogen wir los und kamen nach harten Kämpfen in etwa fünfzig Minuten bis zum Endboss. Der gewaltige Drache schien mir an diesem Tag besonders schlecht aufgelegt zu sein, und so dauerte es geschlagene zwanzig Minuten, bis wir ihn am Boden hatten. Tyranno hatte sich völlig verausgabt, und mein Beutel mit Heiltränken war leer. Unsere beiden Mitkämpfer waren ebenfalls am Ende. Als der Drache seinen letzten Atemzug tat, kam der spannende Moment. Welchen Schatz würde er freigeben? Es war die Flamme des Lichts. Trotz der geringen Wahrscheinlichkeit von zehn Prozent hatten wir das Schwert gleich im ersten Anlauf errungen. Die restliche Beute verteilten wir auf unsere beiden Helfer. Müde und geschafft, aber glücklich gingen wir auseinander.

Drei Tage später trafen Tyranno und ich uns wieder im Gasthaus von Goldshire. Die Flamme des Lichts in seiner Hand gleißte und leuchtete, dass es eine Pracht war. Noch mehr aber freute mich, dass er Wort gehalten und einen Termin bei einer Trauma-Therapeutin vereinbart hatte.

Wir führten unsere Gespräche noch einige Wochen fort. Parallel dazu begann er die Therapie. Und wie der Kampf in Dulgurs Instanz war auch hier der erste Versuch gleich ein Volltreffer. P. Dambach verstand sich auf Anhieb mit der erfahrenen Psychologin und fühlte sich wohl bei ihr. Auch verlief die Therapie sehr erfolgreich, schon bald ging es ihm deutlich besser.

Die Abstände zwischen unseren Gesprächen wurden größer, unsere Themen oberflächlicher. Auch wenn wir weiterhin einen sehr offenen und vertrauensvollen Kontakt pflegten, war es doch absehbar, dass die ganze Sache dem Ende zuging. Und so kündigte mir P. Dambach eines Tages an, er würde jetzt nur noch selten in *WoW* sein. Grund war ein Wechsel seines Studienfaches, er wollte sich etwas ernsthafter mit seiner beruflichen Zukunft beschäftigen.

Wir vermieden es, einen endgültigen Abschied zu inszenieren. Wir vereinbarten einfach keinen Folgetermin, und ich sagte ihm, er habe ja noch meine E-Mail-Adresse, falls er irgendetwas benötigte. Er versprach, sich wieder zu melden und von seinen Fortschritten zu berichten. Dann wandte er sich zum Gehen. Schon an der Tür des Gasthauses, drehte er sich noch einmal um.

Ach ja, übrigens … Ich habe meiner Therapeutin von unseren Gesprächen hier erzählt.

Ups. Was hat sie gesagt?

Sie meinte, es wäre etwas ungewöhnlich, und wollte wissen, ob Sie das öfter so machen würden. Ich glaube es nicht, und das habe ich ihr auch gesagt. Sie meinten ja mal, diese Therapie hätte Sie mehr Nerven gekostet als fünf andere zusammen. Meine Therapeutin schien mir daraufhin etwas ratlos. Mit einem Stirnrunzeln fragte sie mich, was ich von der ganzen Sache hielte.

Und?

Ich sagte ihr, dass ich Lorasepp für einen ziemlich coolen Priester halte. Und einen guten Heiler. Danke noch mal!
*cu^^*

Als er aus der Tür war, blieb ich noch einige Minuten sitzen, beobachtete das Kommen und Gehen im Gasthaus und war erleichtert, dass diese aberwitzige Geschichte ein gutes Ende gefunden hatte. Dann fiel mir plötzlich ein, dass ich noch immer nicht wusste, was das »P« in P. Dambachs Namen bedeutete. Ich bin mir sicher, er hätte es mir am Ende gesagt, aber ich hatte einfach vergessen, ihn danach zu fragen. Offensichtlich war es für unseren Kontakt nicht so wichtig gewesen. Seine neue Therapeutin wusste es mit Sicherheit.

Und da war es wieder, dieses eigenartige Gefühl. Ich war P. Dambach als Mensch so nahegekommen, wie es online eben ging, aber in meiner Erinnerung würde er immer Tyrannotyson sein, der schwarze Krieger mit seiner Flamme des Lichts.

Nur das Nötigste

Sie können sich das nicht vorstellen, Herr Doktor, was das für ein Gefühl ist. Ich habe gedacht, mich trifft der Schlag. Alles hat sie mitgenommen. Die Möbel rausgeräumt, auch den Fernseher und die Stereoanlage. Sogar die Bilder hat sie von den Wänden genommen, da waren nur noch diese Schatten zu sehen, wo sie aufgehängt waren. Das Bett war weg, die Schränke, selbst der Teppich, obwohl der doch schon so alt war. Wir hatten immer mal überlegt, ob wir nicht einen neuen anschaffen sollten. Das Schlimmste war aber die Küche, alles hat sie mitgenommen, Töpfe, Pfannen, Schüsseln, alles bis auf einen einzigen Teller, einen Löffel, eine Gabel, ein Messer. Die hat sie mir dagelassen. Sie hat das eine Besteck auf den Küchentisch gelegt, der auch noch da war, genau wie mein Stuhl. Es lag da wie gerade zum Essen aufgedeckt. Stellen Sie sich das mal vor, nur das Nötigste hat sie mir dagelassen, nur das Nötigste!«

William saß im Sessel wie ein Häufchen Elend. Der große und massige Mann (er war über 1,90 m groß und brachte sicher 120 Kilo auf die Waage) war in sich zusammengesunken. Mit seinen hängenden Backen, die er immer wieder seufzend aufblies, erinnerte er mich nicht zum ersten Mal an einen Bernhardiner. Kein Zweifel, der Mann war fertig.

»Üble Geschichte«, sagte ich kopfschüttelnd.

William Straub kannte ich erst seit ein paar Wochen. Der 47-jährige Beamte war über Vermittlung seines Hausarztes zu mir gekommen. Anstatt mir seine Beschwerden zu schildern, klagte er vom ersten Kontakt an über seine unglückliche Ehe. Mit Angela war er seit 22 Jahren verheiratet, der einzige Sohn Thomas studierte mittlerweile in Berlin. Er hatte sich zum erstmöglichen Zeitpunkt davongemacht, fort aus dem wie er sagte spießigen Elternhaus, weit weg, bis nach Berlin. Seit Thomas aus dem Haus war, habe sich Angela noch mehr zurückgezogen, als sie dies die letzten Jahre ohnehin schon getan habe.

Und jetzt war sie fort und hatte die Wohnung leergeräumt. William war eine Woche auf einer Fortbildung gewesen, irgendein Verwaltungsthema, das so wenig fesselnd war wie seine gesamte Tätigkeit bei der Stadt München.

Es war offensichtlich, dass er von der Situation völlig überfordert war. Wir besprachen seine emotionale Verfassung und seine Handlungsmöglichkeiten. William war einer der Patienten, die ihrem Therapeuten die ganze Arbeit überlassen.

Nicht aus Bequemlichkeit, sondern weil ihnen wenig zu ihrem eigenen Leben einfällt.

Er saß zusammengesunken im Therapiesessel und verstand die Welt nicht mehr. Erstaunlicherweise zeigte er keinerlei Wut. Er war niedergeschlagen, enttäuscht, vor allem aber erschöpft und ratlos. Er hätte seine Angela sofort zurückgenommen, wenn sie zurückgekommen wäre.

»Die Ehe war nicht mehr so gut wie früher, aber das kann

ich nicht verstehen, dass sie einfach so gegangen ist. Richtig gestritten haben wir doch eigentlich nicht. Ich habe sie nicht geschlagen oder so. Meinen Sie, ich sollte sie anrufen? Aber wo ist sie eigentlich? Allmählich mache ich mir Sorgen. Hoffentlich ist ihr nichts passiert.«

So war William. Vor nicht mal 24 Stunden hatte ihm seine Frau in einer wohl seit langem geplanten Aktion die Bude leer geräumt, und er machte sich Sorgen um sie.

»Wir werden uns das alles noch gründlich anschauen, aber jetzt sollten Sie erst mal einen Plan für die nächsten Tage machen. Wo können Sie schlafen?«

Mein Patient hatte eine Schwester in München, bei der er zwar nicht unterkommen konnte, die ihm aber eine Matratze lieh. Diese schaffte er – William hat keinen Führerschein – mit U- und S-Bahn in seine Wohnung.

Wenn ich jetzt so darüber nachdenke, sagt dieses Bild vielleicht mehr über William aus als viele Worte. Der große traurige Mann mit einer Matratze unter dem Arm in der Münchner U-Bahn. Er hatte keine Freunde, nicht einen einzigen, den er hätte bitten können, das sperrige Ding für ihn mit dem Auto zu transportieren. Seinen Kollegen wollte er sich nicht offenbaren, sie sollten nichts mitbekommen von seinen Problemen. Er war auf sich allein gestellt.

Nach der Nacht-und-Nebel-Aktion seiner Ehefrau hatten unsere Termine fast ausschließlich eine unterstützende Funktion. Meine Rolle war die des Trösters, des Mutmachers, auch des Antreibers. Diese Rolle lieben manche Therapeuten nicht, aber sie kann sehr wichtig sein.

Trotzdem nahm ich mir vor, William in jeder Sitzung auch auf die Bedeutung von Eigenverantwortlichkeit hinzuweisen und ihn zu eigenen Ideen und Plänen zu ermuntern.

Das stellte sich indes als sehr schwer heraus. Meist erschien er schon eine halbe Stunde vor Beginn der Therapie in der Praxis und nahm in einer Ecke des Wartezimmers Platz, von der aus er alles im Blick hatte. Wenn ich an diesem Tag psychiatrische Sprechstunde hatte und immer mal wieder an der Anmeldetheke, die an das Wartezimmer grenzt, auftauchte, fixierte er mich mit, ich muss es so sagen, gierigen Blicken.

Irgendwie konnte ich ihn verstehen. Unter diesen Umständen war er emotional ungeheuer bedürftig und wäre am liebsten jeden Tag gekommen. Holte ich ihn dann im Warteraum zur Therapiestunde ab, so wuchtete er sich mit einem Seufzer in die Höhe und reichte mir mit einem sorgenvollen Ausdruck die Hand. Was mich dabei immer überraschte, war sein fester Händedruck, der so gar nicht zu der ansonsten kraftlosen Erscheinung passen wollte.

Im Therapieraum ließ er sich dann in den Sessel plumpsen, mit dem er während der kommenden Stunde zu verschmelzen schien.

»Ich weiß nicht, wie es weitergehen soll«, waren meist seine ersten Worte.

Ich lobte ihn dafür, dass er bis jetzt alles so gut hinbekam. Ich regte an, er solle sich überlegen, wie er sich dafür belohnen könnte, diese Situation so gut zu überstehen. Ich fragte ihn, ob er nicht manchmal stolz auf sich sei.

William sah mich mit großen Augen an. Ob ich für möglich hielt, dass Angela zu ihm zurückkehrte, wenn ich »mal mit ihr reden würde«.

Auf diese Weise kam ich also nicht an ihn heran. Deshalb versuchte ich etwas anderes.

Wir sprachen über seine Gefühle von Einsamkeit.

»Es fühlt sich nicht an, als wäre ich allein. Es fühlt sich an, als würde ein Teil von mir fehlen. So muss es sein, wenn ein Arm oder ein Bein amputiert wurde. Aber das Schlimmste ist, dass ich die ganze Zeit darüber nachdenken muss, warum sie das getan hat. Wenn ich nur den Grund wüsste, dann könnte ich vielleicht alles wiedergutmachen.«

In den kommenden Wochen sprachen wir viel über seine Lebensgeschichte. Seinen Vater kannte William nicht, er wusste nur, dass er Amerikaner war und er ihm seinen angelsächsischen Vornamen verdankte. Der Vater hatte sich aus dem Staub gemacht, als William ein kleiner Junge von drei Jahren war und seine Mutter gerade mit seiner Schwester schwanger. Die Mutter hatte dann die Familie alleine ernähren müssen, hatte in einer Näherei gearbeitet, im Supermarkt, später hatte sie geputzt. Die Kinder hatte sie meist zur Arbeit mitgenommen.

Die Stimmung in der vaterlosen Familie sei »ernst« gewesen, wie William sich ausdrückte. Einmal brachte er ein Bild mit, auf dem er mit Mutter und Schwester zu sehen war. Der damals 11-Jährige blickte etwas ängstlich in die Kamera, keiner der drei zeigte ein Lächeln.

Seine Mutter sorgte für die wirtschaftliche Absicherung, schien aber darüber hinaus keine Kraft zu haben, ihren Kindern liebevolle Zuwendung zu geben. So wuchs William behütet, aber wenig geliebt auf.

William war ein guter Schüler, kein Überflieger, aber gescheit und fleißig. Nach der Grundschule wechselte er ohne Probleme auf das Gymnasium. Er erzielte gute Zensuren und seine Versetzung war nie gefährdet. Mir fiel auf, dass er bereits in der Schule keine Freunde hatte. In seiner freien Zeit lernte er, las Bücher und beschäftigte sich in späteren

Jahren mit Astronomie. Der ganze Stolz seiner Jugend war ein kleines Teleskop, das er zu seinem vierzehnten Geburtstag bekam. Mit 17, als seine Klassenkameraden ihre ersten Erfahrungen mit Alkohol und Mädchen sammelten, stand William nächtelang auf dem kleinen Balkon der Wohnung, um Venus und Mars ins Visier zu nehmen.

Mit seiner Schwester vertrug er sich. Es scheint keine sehr enge Bindung gewesen zu sein, die Geschwister stritten wenig, nahmen aber auch sonst kaum Notiz voneinander. Später lebte jeder sein Leben, an dem der andere nicht teilhatte.

Nach dem Abitur wollte William Physik studieren, um Astronom zu werden. Dies löste den ersten gravierenden Konflikt mit seiner Mutter aus, die ihm offen sagte, dass sie ihm ein Studium nicht finanzieren werde. So schlug William schließlich die Beamtenlaufbahn ein, die ihn über einige Umwege zur Stadt München und damit in die Amtsstube führte, in der er jetzt noch saß und seine Akten bearbeitete.

»Ich habe mich nie unwohl gefühlt in meiner Arbeit. Es ist ein sicherer Job, in der Astronomie hätte ich so einen nicht gefunden. Und nach dem Streit mit meiner Mutter ist mir irgendwie auch die Lust auf die Astronomie vergangen. Danach habe ich mich nicht mehr so intensiv um die Sterne gekümmert.«

Angela lernte er während eines Lehrgangs kennen. Sie arbeitete damals für die Sparkasse. War es für William die große Liebe? Zumindest änderte sich sein bis dahin recht ereignisloses Leben dramatisch. Er begann um die hübsche junge Frau zu werben. Angela ihrerseits wollte möglichst schnell weg von zu Hause. Ihre familiären Erfahrungen waren geprägt von einem trunksüchtigen Vater und einer völlig verängstigten Mutter. Angela und ihre drei jüngeren Schwestern hätten zu Hause »kein schönes Leben gehabt«, erklärte mir William.

Die Aussicht auf eine Ehe mit dem kreuzbraven, fleißigen und grundanständigen Beamten muss ihr verlockend erschienen sein. Sie heirateten nach einem halben Jahr, ein weiteres halbes Jahr später war das gemeinsame Kind unterwegs. Für William begann eine glückliche Zeit. Er fühlte sich zu Angela hingezogen wie zu niemandem zuvor. Dies war für ihn nach der emotional kargen Kindheit und Jugend eine gänzlich neue Erfahrung.

Auch aus dieser Zeit brachte er Bilder mit. Sie zeigen, sofern man das auf einem Foto erkennen kann, ein glückliches Paar.

Der kleine Thomas wuchs ohne Probleme heran. William war fleißig und beständig, Angela überaus geschickt bei der Verwaltung des immer mehr anwachsenden Vermögens. Nach zehn Jahren bauten sie ein Haus.

Drei Jahre später starb Williams Mutter. Er habe damals kaum getrauert, erzählte er. Außer Angela habe er niemanden gebraucht.

William war der Ansicht, dass mit Thomas' Pubertät die Eheprobleme begonnen hätten. Es kam häufiger zum Streit, was die beiden Eheleute, da sie Auseinandersetzungen nicht gewohnt waren, anstrengte und ratlos machte. Was das Paar schließlich so sehr entzweite, dass sie den Bruch nicht mehr kitten konnten, war nicht zu rekonstruieren. Bei diesem Punkt sah mich William wieder groß an und schien ratlos.

Die letzten Jahre waren dann für alle nur noch belastend und frustrierend. Die Sexualität war schon seit langem versiegt, nun gingen auch die kleinen Zärtlichkeiten und vertrauten Gesten verloren. Immerhin schafften sie es noch,

Thomas bis zu seinem Abitur zu begleiten, ohne dass es zu einer Trennung kam. Danach allerdings schien es nur noch eine Frage der Zeit zu sein, bis es zum ehelichen Offenbarungseid kam.

In dieser Zeit begann Williams Depression. Er fühlte sich ausgepowert und schwunglos. Mechanisch ging er morgens in sein Büro, in der Arbeit hatte er mit Konzentrationsproblemen zu kämpfen. Er wurde immer freudloser, fühlte sich gleichzeitig gelähmt und leer. Den Austausch mit Angela suchte er nicht, Gespräche, zumal über gemeinsame Probleme, waren noch nie die Stärke des Paares gewesen.

Ein halbes Jahr hatte sein Hausarzt auf William eingeredet, dass es jetzt an der Zeit sei, »einen Fachmann aufzusuchen«. Der massige Mann hatte sich mit Händen und Füßen gewehrt, zum »Seelenklempner« geschickt zu werden. Schließlich willigte er doch ein, nicht weil er die Notwendigkeit der Maßnahme eingesehen hätte, eher als Ausdruck seiner immer weiter fortschreitenden Resignation.

Bereits zu Beginn unserer Gespräche wurde deutlich, dass William in seiner Ehe etwas Wichtiges versäumt hatte. Die Liebe seiner Frau hatte er genossen, aber er hatte nicht zu einem liebevollen Umgang mit sich selbst gefunden. So wurde er von Angelas Liebe abhängig, war glücklich, als er sie bekam und hilflos, als sie versiegte.

Wo sollten wir ansetzen?

»Zwei Dinge sind bei mir besonders hängengeblieben, lieber Herr Straub. Das eine ist die Astronomie, das andere die Tatsache, dass Sie einen Sohn haben. Bei beiden Themen sehe ich Ansatzpunkte, wie Sie wieder auf den richtigen Kurs kommen könnten.«

William war ohne Vater aufgewachsen. Seinem eigenen

Sohn gegenüber verhielt er sich genauso wie gegenüber allen anderen Menschen in seinem Leben. Er zeigte keinerlei Motivation, Kontakt zu halten oder wiederherzustellen. Wenn es gelänge, ihn in seiner Rolle als Vater zu reaktivieren, könnte dies für ihn eine wertvolle Erfahrung werden, die sein Selbstwertgefühl und seinen Sinn für das Leben stärken würde.

Die Astronomie schien mir nicht weniger wichtig. Ein geliebtes und lange vernachlässigtes Hobby bietet oft einen guten Einstieg, in einer krisenhaften Lebenssituation wieder zu sich selbst zu finden. Vielleicht war hier noch etwas Glut übrig, die wir entfachen konnten?

»Das hat doch alles keinen Sinn«, meinte William.

»Was haben Sie denn damals mit Ihrem Teleskop beobachtet?«

Er kratzte sich am Kinn. »Na ja, vor allem die Planeten. Saturn, Jupiter, das waren meine Lieblinge. Aber auch ein paar Doppelsterne und andere Objekte. Da gibt es Kataloge, wo die ganzen Koordinaten drinstehen.«

»Und dann sucht man die Sterne am Himmel?«

»Ja, das kann man am Teleskop einstellen. Also die Koordinaten. Und dann sieht man das alles.«

»Wo ist eigentlich das Teleskop hingekommen?«

»Ich habe es lange nicht benutzt, jahrelang nicht. Dann habe ich mal mit Thomas ein bisschen in den Himmel geschaut. In unserem Garten ging das eigentlich viel besser als früher auf dem Balkon. Aber Thomas hat sich nicht besonders dafür interessiert, vielleicht war er auch noch zu klein. Irgendwann ist das Teleskop dann kaputt gegangen.«

Ich ließ mir von William in den folgenden Stunden immer mehr über Astronomie, Planeten, Sternhaufen und »deep space«-Objekte erzählen. Er berichtete, dass sein damaliges

Schüler-Teleskop nicht einmal annähernd die Möglichkeiten hatte, auch nur einen Bruchteil der Himmelskörper sichtbar zu machen.

William nutzte auch jetzt, ein dreiviertel Jahr nach Beginn der Therapie, jede Möglichkeit, auf sein Lieblingsthema umzulenken und die Frage aufzuwerfen, was er wohl falsch gemacht habe und wie er Angela zurückholen könnte. Mittlerweile hatte er Nachricht von ihrem Rechtsanwalt bekommen, sie hatte die Scheidung beantragt. Die Mitnahme des gesamten Hausrats rechtfertigte sie als Vorgriff auf den Ausgleich zu ihrem Verzicht auf jegliche Unterhaltszahlungen.

William war mit allem einverstanden. Er wollte »keinen unnötigen Streit heraufbeschwören«. Meinen Einwand, der Streit wäre seit Monaten in vollem Gange und er müsse seine Interessen wahren, konterte er mit dem Hinweis, dass sein einziges Interesse die Rückkehr von Angela sei. Seine Hartnäckigkeit in diesem Punkt war erstaunlich.

Mir schien der Zeitpunkt günstig, etwas anderes zu versuchen.

»Ich glaube, wir werden nur weiterkommen, wenn Sie mir etwas versprechen. Nichts, das Sie nicht hinkriegen könnten, aber etwas, von dessen Wichtigkeit Sie vielleicht nicht überzeugt sind. Was meinen Sie?«

Immerhin war sein Interesse geweckt. Ein Versprechen hatte er mir noch nie geben sollen. Entsprechend misstrauisch war er auch.

»Wenn ich irgendwie lernen soll, allein zurechtzukommen oder auf Angela zu verzichten, das können Sie vergessen.«

»Nein, nein, nichts dergleichen. Ich möchte, dass Sie zwei Dinge tun.«

»Und die wären?«

»Erstens möchte ich, dass Sie mir versprechen, bis zur nächsten Sitzung einen Brief an Ihren Sohn aufzusetzen.«

»Und was soll ich reinschreiben?«

»Haben Sie Fragen an ihn? Haben Sie ihm etwas zu sagen? Könnte es ihn interessieren, was Sie gerade tun oder wie Ihr Leben läuft?«

»Das wird er schon von seiner Mutter erfahren haben.«

»Wie es Ihnen geht, kann Angela aber nicht sagen.«

William sackte noch etwas tiefer in den Therapiesessel. Er blickte düster vor sich hin, aber in seinen Augen sah ich ein gewisses Funkeln.

»Okay, und wenn mir nichts einfällt?«

»Bringen Sie den Brief einfach in die nächste Stunde mit. Sie sollen ihn nicht abschicken, wir werden ihn uns gemeinsam anschauen.«

»Na gut, das kann ich versuchen.«

»Sie sollen mir aber nicht versprechen, es zu versuchen, sondern es zu tun.«

Jetzt wollte ich ihn nicht mehr entwischen lassen.

William richtete sich auf und lächelte. An solchen Spitzfindigkeiten hatte er Gefallen gefunden.

»Gut, ich mach's. Was ist das Zweite?«

»Wir haben hier in München eine ausgezeichnete Volkssternwarte. Ich möchte, dass Sie bei einer der nächsten Veranstaltungen teilnehmen.«

»Sie wollen mich dazu kriegen, mein altes Hobby wieder aufzunehmen. Das wird mein Problem nicht lösen.«

»Nein, ich möchte nicht, dass Sie Ihr altes Hobby wieder aufnehmen. Das ist einzig und allein Ihre Sache. Ich möchte, dass Sie bei der nächsten Veranstaltung der Volkssternwarte mitmachen. Versprochen?«

William war einverstanden. In gewisser Weise schien es ihm leichterzufallen, Versprechen einzulösen als sich selbst etwas zu überlegen.

Wir hatten noch fünf Minuten.

»Herr Straub, warum wehren Sie sich so dagegen, Verantwortung für Ihr Leben zu übernehmen? Wir haben in den letzten Monaten oft darüber gesprochen, dass Sie sich in eine fatale Abhängigkeit zu Angela begeben haben. Wir haben gesehen, dass Sie sich auch im Kontakt mit mir am liebsten passiv verhalten und abwarten, was ich Ihnen serviere. Warum wollen Sie nicht einmal versuchen sich selbst zu zeigen, dass Sie erstens ein liebenswerter Typ sind und zweitens richtig was auf dem Kasten haben?«

Eine von Williams liebsten Abwehrmechanismen war, mir genau zuzuhören und dann den seiner Meinung nach hinter meinen Worten versteckten und ihn manipulierenden »therapeutischen Trick« (wie er sich ausdrückte) zu entlarven.

Was er damit eigentlich tat, war die Beziehung zu mir zu vermeiden. Die menschliche Nähe, die sich in jeder therapeutischen Arbeit einstellt, war ihm zu bedrohlich, so dass er mich mit diesen Unterstellungen immer wieder von sich wegschob.

An diesem Tag aber überraschte er mich.

Zuerst blickte er mich noch mit seinem misstrauischen »Ich durchschaue deinen Plan, Doktor«-Ausdruck an, dann streckte er sich in seinem Sessel und schaute eine ganze Weile durch das Fenster auf die gegenüberliegenden Dächer. Schließlich sagte er: »Wenn ich ganz ehrlich sein soll, ist es ein Gefühl, als würde ich eine Tür zuschlagen. Wenn es mir wirklich gelingen sollte, selbständig zu sein, dann glaube ich, hätte ich Angela für immer verloren.«

Ich sagte ihm nicht, was ich davon hielt. Es hatte keinen Sinn, ihm zu sagen, dass er seine Frau wohl ohnehin verloren hatte, und es war nicht der Zeitpunkt, darüber zu diskutieren, ob seine Unselbständigkeit nicht eine Rolle beim Niedergang seiner Beziehung gespielt haben könnte. Er würde sich auf der Basis seiner eigenen inneren Logik entscheiden müssen, ob er sich weiter an eine Hoffnung klammern oder den Sprung in die Selbständigkeit wagen wollte. Dieser »Sprung« stellt nur in der subjektiven Sicht des Patienten eine Gefahr dar, aus Sicht des Therapeuten ist er ein wichtiger Schritt hin zu größerer persönlicher Freiheit. Dabei ist eines von Bedeutung: Ein gelassener Therapeut im Moment »vor dem Sprung« signalisiert dem Patienten, dass keine wirkliche Gefahr besteht, denn würde man ihn seelenruhig ins Bodenlose springen lassen?

Dies ist der Moment, an dem der Patient Verantwortung übernimmt. Er hat Angst, er traut es sich nicht zu, aber er spürt, jetzt geht es nicht mehr anders. Und ich kann Monate später, wenn die Dinge in die richtige Richtung laufen, zu ihm sagen: »Und es war ganz allein Ihre Entscheidung damals. Darauf können Sie stolz sein.«

Deshalb wollte ich William diese Entscheidung nicht leichter machen oder ihn beeinflussen.

»Ich weiß nicht, ob ich das schaffen kann«, sagte er.

»Sie sehen mich hier ganz gelassen sitzen, lieber Herr Straub«, entgegnete ich.

Einige Momente blickte er mich noch forschend an, dann nickte er.

Auf eine gewisse Weise war dies ein Wendepunkt in unserer Therapie. Seit Beginn unserer Gespräche waren neun Monate vergangen.

Dies waren übrigens die einzigen beiden Versprechen, die ich William während der gesamten Therapie abgenommen habe. Es empfiehlt sich, damit zurückhaltend zu sein, zumal bei jemandem, der so sehr zur Passivität neigt wie er.

Aber jetzt schien es zügig mit ihm bergauf zu gehen. Er schrieb den Brief an seinen Sohn, wir besprachen ihn, und er schickte ihn ab. Die daraus entstehende Kommunikation war und blieb zögerlich und rudimentär, aber sie stellte einen Fortschritt in Williams Leben dar. Er verhielt sich wie ein Vater und fühlte sich dadurch auch mehr wie ein Vater. Er bekam Einblicke in das Leben seines Sohnes, während der noch laufenden Therapie besuchte er ihn zweimal in Berlin. Zu gerne wäre ich bei diesen Besuchen unsichtbarer Zeuge der Gespräche zwischen Vater und Sohn gewesen. Viel geredet sei dabei nicht worden, erzählte mir William, aber er glaube, es habe ihnen beiden gutgetan.

Das Thema Astronomie war ein Volltreffer gewesen. Durch seinen Besuch in der Volkssternwarte war William erneut mit dem Sterngucker-Virus infiziert worden. Er stieg wieder voll in das Thema ein, besorgte sich Unmengen an Literatur, surfte in diversen Astronomie-Foren und stellte eines fest: Obwohl er sich viele Jahre nicht mehr mit der Sternenkunde beschäftigt hatte, war nicht viel Neues hinzugekommen.

»Manchmal habe ich das Gefühl, als habe die Astronomie auf mich gewartet«, sagte er, »während ich früher beim Gedanken an dieses Thema immer so eine Einstellung hatte wie ›dieser Zug ist längst abgefahren‹.«

Immer stärker wurde der Wunsch nach einem neuen Teleskop. Wochenlang verglich er Refraktoren und Reflektoren mit verschiedenen Brennweiten und Lichtstärken. Dann fiel

die Entscheidung für ein Teleskop, das wesentlich leistungs-
fähiger war als das seiner Jugendzeit.

William war begeistert. Er erzählte von seinen Ausflügen
in die Weiten des Alls, beschwerte sich über die nächtliche
»Lichtverschmutzung« in der Großstadt und begann, besondere Highlights seiner Jagd auf Planeten und Galaxien foto-
grafisch festzuhalten. Im Laufe der folgenden Monate wurde
er immer lebendiger, er hing nicht mehr so in den Seilen wie
früher, im Warteraum lauerte er mir nicht mehr mit gierigen
Blicken auf, sondern las astronomische Zeitschriften.

Seine Beziehungsfähigkeit verbesserte sich kaum, er war
und blieb ein zurückgezogener Mensch mit wenig Sozialkon-
takten. Aber er bekam das Steuerrad seines Lebens wieder in
den Griff und schaffte allmählich die Ablösung von Angela.

Zumindest schien es mir so.

Bei der Scheidung wurde vereinbart, dass William keinen
Unterhalt zahlen musste, weil die Eheleute im Nachhinein
übereingekommen waren, dass er Angela den ganzen Hausrat freiwillig zur Verfügung gestellt hatte. Allerdings erhob sie
Anspruch auf das halbe Haus. Auch in diesem Punkt wollte
William nicht streiten. Seinen kopfschüttelnden Anwalt wies
er an, auszuhandeln, um welchen Preis er Angela ihre Haus-
hälfte abkaufen konnte.

Ein persönlicher Kontakt der beiden fand nur bei der
Gerichtsverhandlung statt, davor und danach sah er Angela
nicht wieder. Er wusste nicht, wo sie lebte, ob sie wieder
eine Beziehung hatte und wie es ihr ging. Über dieses Thema
schwieg er sich auch in den Therapiestunden aus, es schien,
als habe er alles, was mit Angela zu tun hatte, in ein Käst-
chen tief in seinem Inneren gelegt, abgeschlossen und den
Schlüssel weggeworfen.

Ich ließ ihn gewähren, weil es ihm ansonsten gut ging und er zufrieden schien.

Im Nachhinein betrachtet war das ein Fehler. Ich denke, ich hätte insistieren sollen, das Thema Abhängigkeit in Gefühlsdingen intensiver zu besprechen, obwohl ich mir fast sicher bin, er hätte sich nicht darauf eingelassen.

Seinen Hausrat hatte William nach und nach ergänzt, ging dabei aber nach seinen Schilderungen sehr zurückhaltend zu Werke.

»Ich denke jetzt manchmal, ich habe auch etwas gelernt aus dieser ersten Zeit, gleich nachdem Angela ausgezogen ist. Sie hat mir ja nur das Nötigste dagelassen, und ich glaube, recht viel mehr brauche ich auch nicht. Die wichtigsten Dinge habe ich mir wieder angeschafft, aber wir hatten vorher echt viel Krempel, den eigentlich keiner braucht. Wenn ich mir jetzt was kaufe, gehe ich immer nach diesem Grundsatz vor: nur das Nötigste!«

Nachdem sich Williams Zustand so erfreulich stabilisiert hatte und die Therapie nunmehr fast zwei Jahre lief, beschlossen wir, die Frequenz der Sitzungen von einmal wöchentlich auf vierzehntägig zu verringern. Auch wenn wir uns seltener sahen, schwankte sein Zustand nicht. Er nahm etwas an Gewicht zu, was er auf ein fatales Faible für Fastfood zurückführte. Emotional aber blieb er stabil. Ich freute mich sehr über diese Entwicklung, war auch insgeheim ein wenig stolz, dass ich dazu beigetragen hatte, dass William Straub sich sein Leben zurückerobert und einen Weg aus emotionaler Abhängigkeit gefunden hatte.

Wie man sich täuschen kann.

Nach zwei Jahren und drei Monaten war Williams Therapie beendet. Wir verabredeten, dass er in unregelmäßigen

Abständen einen Termin vereinbaren könnte, wenn er das wollte. Der Abbruch der therapeutischen Beziehung bei Beendigung der eigentlichen Therapiestunden erschien mir schon immer künstlich und unnatürlich. Man verbringt zusammen viele Stunden, die im Leben des Patienten oft einen Wendepunkt markieren, und dann, wenn die von Krankenkasse oder Versicherung genehmigte Zeit abgelaufen ist, bricht der Kontakt ab? Das wäre ein eigentümliches Beziehungsverhalten.

Die Möglichkeit, sich auch nach Beendigung der Therapie mit seinem Therapeuten austauschen zu können, stellt einen viel organischeren Verlauf der therapeutischen Beziehung dar.

Obwohl also unsere letzte Stunde nicht ein »Abschied für immer« war, hatte sie doch einen gewissermaßen feierlichen Aspekt. Wir ließen wie in den vorangegangenen Sitzungen die ganze Therapie noch einmal Revue passieren, besprachen das eine oder andere und lachten über kuriose Momente, die wir zusammen erlebt hatten.

Dann machte William einen Vorschlag, der mich überraschte.

Er schlug vor, dass ich ihn in den nächsten Wochen einmal zu Hause besuchen sollte. Nachdem wir so viel über ihn geredet hätten und er davon profitiert hätte, sei es ihm ein Anliegen, mich außerhalb des Therapieraums auf einen Kaffee in seinem Haus einzuladen.

Dass gerade William diesen Vorschlag machte, verblüffte mich. Nicht wenige Patienten haben die Phantasie, während oder nach der Therapie eine private Beziehung zu ihrem Therapeuten aufzubauen. Angesichts der wichtigen Zeit, die sie mit ihm verbracht haben, ist dieser Wunsch vielleicht auch verständlich. Sinnvoll ist es dennoch nicht. Es würde hier zu weit führen, dieses Thema in allen Einzelheiten zu besprechen, aber auch nach Abschluss der Therapie soll die Beziehung zwischen Therapeut und Patient das bleiben, was sie immer war: ein therapeutisches Bündnis.

Die normale Reaktion auf Williams Vorschlag wäre also gewesen, meine Freude darüber zu zeigen (denn gefreut habe ich mich), ihn dann aber abzulehnen und die Ablehnung so zu begründen, dass sie William nicht kränkte. Nachdem ich kurz darüber nachgedacht hatte, beschloss ich aber, davon abzuweichen. Für solche vom Üblichen abweichenden Handlungen dient einem als Therapeut ja oft die langjährige Erfahrung als Begründung, aber ehrlich gesagt glaube ich, es war eine Entscheidung aus dem Bauch heraus. Ich konnte im Fall von William keine für ihn negativen Konsequenzen erkennen, wenn er mir in seinem Haus einen Kaffee kochte. Vielleicht war das für ihn einfach die Möglichkeit, sich zum einen bei mir zu bedanken und zum anderen auch einmal meine Bewunderung für sein schönes Haus und sein tolles Teleskop zu bekommen. Also sagte ich zu.

William wohnte etwas außerhalb, so dass ich drei Wochen später mit der S-Bahn zum vereinbarten Termin fuhr. Mittlerweile war ich mir nicht mehr so sicher, ob meine Entscheidung richtig gewesen war. Ich nahm mir vor, bei diesem Treffen sehr darauf zu achten, dass der therapeutische Charakter unserer Begegnung erhalten blieb. Als Lösung für mich fand ich die Formulierung, dass ich gerade auf dem Weg zu einem Hausbesuch bei William war.

Auf der anderen Seite war ich sehr neugierig darauf, wie William sich, quasi bei null beginnend, sein Haus eingerichtet hatte. Sein »Nur das Nötigste« klang mir noch in den

Ohren, und ich war gespannt, was für William das Nötigste sein würde.

Das Erste, was mir auffiel, als ich mich dem Haus näherte, das in einer typischen Vorstadtsiedlung mit ruhiger Atmosphäre, hohen Hecken und großen Garagen lag, war der verwilderte Vorgarten. William legte offenbar wenig Wert auf Gartenarbeit. Die bunten Blumen und hohen Gräser hatten aber durchaus ihren Charme, und als ich die Türglocke betätigte, freute ich mich ehrlich auf das Treffen.

Nach einer kurzen Wartezeit öffnete William und bat mich herein.

Einer der spannendsten Aspekte meines Berufes ist, dass man als Psychiater immer dazulernt. Immer gibt es etwas, das man entweder noch gar nicht oder nicht unter solchen Umständen gesehen hat. Insofern mag das, was ich bei meinem Besuch in Williams Haus erlebte, durchaus als neue Erkenntnis durchgehen. Trotzdem traf es mich wie ein Schlag.

Als ich in die Diele trat, traute ich meinen Augen nicht. Ich hielt für möglich, dass William sich vielleicht sehr konservativ eingerichtet hätte, dass er es nicht verstanden haben könnte, den nach Angelas Auszug leeren Räumen eine individuelle Note zu geben. Vorbereitet war ich auch darauf, dass er kaum etwas dazugekauft hatte und in spartanischen Verhältnissen lebte.

Das Gegenteil war der Fall. Williams Diele war voller Gerümpel. Kartons, Zeitschriften, blaue Müllsäcke lagen durcheinander. In einer Ecke standen leere Flaschen, bestimmt hundert Stück. (Wenigstens waren es überwiegend Wasserflaschen.) An einer Wand lugte unter einem Berg von ungeöffneter Post noch eine Kommode hervor. Offenbar hatte William begonnen, die Werbung aus seiner Post auszusortieren, es dann aber wieder aufgegeben. Als William meinen Blick bemerkte, bezog er ihn auf das Flaschendepot.

»Ich lasse immer ein paar zusammenkommen, bis ich sie wegbringe«, sagte er.

William führte mich in sein Wohnzimmer, vorbei an fast bis zur Zimmerdecke gestapelten Stühlen und Hockern, an Unmengen von Werkzeug, das ungeordnet auf mehrere Kisten verteilt war. Im Wohnzimmer hatte er einen Stuhl und das Sofa so weit freigeräumt, dass wir uns setzen konnten. Neben mir auf der Armlehne des Sofas lag ein Stapel astronomischer Zeitschriften. Darauf stand ein kleiner Globus. Weitere Globen waren auf das gesamte Zimmer verteilt, in dem ebenfalls ein heilloses Durcheinander herrschte. Auch hier stapelten sich die verschiedensten Gegenstände ohne erkennbares System zum Teil meterhoch. Ein muffiger Geruch lag in der Luft. Auf einem früher vielleicht als Schreibtisch genutzten Möbelstück lagen Dutzende leerer Pizzaschachteln, auf dem Boden davor ein unglaublich hoher Stapel Styroporbehälter von Fastfoodketten. Vom Wohnzimmer aus führte eine Tür auf eine mit Gerümpel vollgestellte Terrasse, dahinter lag ein Garten, ebenso ungepflegt wie die Rasenfläche vorm Haus.

William brachte den Kaffee. Ich konnte einen Blick in die Küche werfen und war erstaunt, dass sie leidlich sauber und aufgeräumt war. Dann fiel mir ein, dass William sie kaum je benutzte und sich mit Hilfe von Bringdiensten ernährte.

Mittlerweile hatte ich meine Sprache wiedergefunden.

»Ich danke Ihnen vielmals für die Einladung und den Kaffee. Allerdings bin ich einigermaßen erstaunt über all diese Dinge hier«, sagte ich und blickte mich um.

»Ich bin leider nicht mehr dazu gekommen aufzuräumen.

Ich hoffe, es macht Ihnen nichts aus, dass die Pizzaschachteln herumliegen. Aber ich dachte mir, dass ich die mal brauchen könnte, um was unterzulegen, wenn ein Tisch oder so wackelt. Alle Sachen hier im Haus kann ich für etwas verwenden, ich bin sozusagen voll ausgerüstet. So kann mir nichts passieren. Und es ist von allem nur das Nötigste.«

In den anderthalb Jahren, seit William begonnen hatte, sich wieder um sein Haus zu kümmern, hatte er Unmengen verschiedenster Dinge angesammelt. Und was noch schlimmer war, er hatte kaum etwas weggeworfen. So war ein Sammelsurium aus teils wichtigen, teils unwichtigen Gegenständen entstanden, vermischt mit Unrat, der auf die Müllhalde gehörte. Anfangs war er noch bemüht gewesen, Ordnung in das immer weiter anwachsende Chaos zu bringen, bis es ihm letzten Endes über den Kopf gewachsen war. Er beruhigte sich mit verschiedenen Parolen, so etwa dass er immer etwas Abfall »zusammenkommen« lasse und ihn dann entsorge, was nie geschah.

Die Störung, an der William offensichtlich litt, hat verschiedene Namen. Am passendsten ist die Bezeichnung, die das Problem am deutlichsten beim Namen nennt, nämlich Vermüllungssyndrom. Neudeutsch würde man sagen, dass William ein »Messie« war. Diese Begriffe beschreiben die Tendenz, eine Unzahl von Dingen in der eigenen Wohnung anzusammeln. Das Ausmaß der Sammlung ist unterschiedlich, wobei ich noch keine derartige Wohnung zu Gesicht bekommen habe, bei der nicht ein großer Anteil unmittelbar auf die Müllkippe gehört hätte.

Nicht alle vom Vermüllungssyndrom Betroffenen sind sich des Ausmaßes des Chaos bewusst, das sie selbst schaffen. Obwohl die meisten »Messies« nach meiner Erfahrung

191

schamhaft zu verbergen suchen, dass sie die Ordnung in der eigenen Wohnung nicht mehr aufrechterhalten können, sind manche Sammler überzeugt davon, Depots aus sinnvollen Gegenständen angelegt zu haben. Ihnen scheint die damit einhergehende Vermüllung gar nicht aufzufallen.

So verhielt es sich auch in Williams Fall. Hätte er mich wirklich zu sich nach Hause eingeladen, wenn er sich des Durcheinanders geschämt hätte?

Über die Ursachen des Vermüllungssyndroms gibt es einige Theorien. Natürlich kann es Ausdruck einer generellen Überforderung in der Lebensführung sein, wie bei dementen oder schizophrenen Patienten. Bei Menschen ohne schwere psychische Störung bleibt die Ursache rätselhaft. Dem Sammeltrieb sollen zwanghafte Persönlichkeitszüge zugrunde liegen. Aber auch das trifft für viele Betroffene nicht zu.

Eine andere Theorie habe ich in einigen Fällen eindrucksvoll bestätigt gesehen. Sie geht davon aus, dass das Sammeln Folge eines Verlustes ist. Meist ist es der Verlust eines geliebten Menschen.

So scheint es mir auch bei William gewesen zu sein. Er hatte nur scheinbar den Schritt hinaus aus der Abhängigkeit von seiner Frau vollzogen. In Wirklichkeit hatte er sich mit einer Fülle von Dingen umgeben, die die große emotionale Lücke füllen sollten, die durch Angelas Weggang entstanden war. Dies war kein bewusster Entschluss, schließlich käme kaum jemand auf die Idee, als Ersatz für die fortgelaufene Ehefrau eine Müllhalde anzulegen. Es scheint vielmehr eine Frage der Kontrolle zu sein. Der Betreffende kann selbst entscheiden, wer oder was ihn »verlässt«. Indem er alles bei sich behält, vermeidet er die schmerzliche Erfahrung des »Verlassenwerdens« und gibt sich selbst das Gefühl, Herr der Lage zu sein.

Für mich stellte sich die Frage, ob ich hätte erkennen müssen, dass Williams Weg in die Selbständigkeit nur eine Scheinlösung war, und was »nur das Nötigste« für ihn bedeutete. Ich weiß es bis heute nicht. Einerseits gab es innerhalb unserer Therapiesitzungen keine Hinweise darauf, andererseits ging die Entwicklung vielleicht ein bisschen zu reibungslos vonstatten, gemessen an der großen emotionalen Abhängigkeit, in der William sich befunden hatte. Und war ich nicht ein wenig misstrauisch gewesen, als er anfing, das Thema Trennung zu vermeiden? Hätte ich die Wahrheit herausgefunden, wenn ich an diesem Punkt nachgehakt hätte?

Alle diese Fragen – auf die ich nie eine Antwort bekommen werde – waren aber zweitrangig, als ich das Ausmaß von Williams Zustand mit einer Kaffeetasse in der Hand und auf seinem Sofa sitzend erkannt hatte.

Um es kurz zu machen – wir setzten die Therapie fort, gingen sozusagen in die Verlängerung. William konnte sich schließlich darauf einlassen, dass etwas mit seiner »Vorratshaltung« nicht stimmte. Diesmal konnten wir aber konkreter vorgehen und mit Hilfe des sozialpsychiatrischen Dienstes und anderer Hilfsorganisationen einen sinnvollen »Abschied« inszenieren. Dafür waren weitere neun Monate erforderlich. Am Ende dieser Zeit hatte William sein Haus mit tätiger Mithilfe obengenannter Institutionen weitgehend entrümpelt und widerstand dem Drang, wieder Sammlungen anzulegen. Es blieb aber ein Kampf für ihn.

Bis heute ist William allein geblieben. Er bearbeitet seine Akten, in der Freizeit widmet er sich der Astronomie. Er lebt in einem ordentlichen Haus. Wie sieht es in seiner Gefühlswelt aus?

»Wenn ich ehrlich sein soll, bin ich natürlich stolz darauf, dass ich das alles hinbekommen habe. Aber wenn morgen Angela anrufen würde, würde ich keine Sekunde zögern, sie zurückzunehmen.«

Seine Bedürftigkeit ist wie ein tiefer Brunnen, den eine Psychotherapie niemals wird füllen können. Er hat gelernt zurechtzukommen, nicht in diesen Brunnen hineinzufallen, aber der Brunnen ist immer da.

Und ich? Seit der Erfahrung mit William ist es vor allem eine Frage, die ich mir bei vielen meiner Patienten immer wieder stelle: Was würde ich wohl vorfinden, wenn ich bei meinem Gegenüber im Therapiestuhl morgen einen Hausbesuch machen würde?

Der Orden der Liebe

Therese Gruber« stand auf der Karteikarte. Darunter hatte meine Arzthelferin »Sr. Katharina« geschrieben. Ich beschloss, beim weltlichen Namen zu bleiben und ging ins Wartezimmer.

»Frau Gruber, bitte!«

Auf meine Aufforderung hin erhob sich eine Frau Anfang sechzig und kam freundlich lächelnd auf mich zu. Sie trug Schwesterntracht und hatte rote Wangen. »Warum sind eigentlich alle Nonnen so klein?«, ging es mir durch den Kopf. Sr. Katharina mochte um die 1,50 m groß sein und war stämmig. Ihr Händedruck war fest. Sie war mir auf Anhieb sympathisch.

In der Universitäts-Nervenklinik hatten wir hin und wieder Nonnen aufgenommen, wohl auch, weil die Einrichtung früher Ordensschwestern als leitende Pflegekräfte beschäftigt hatte, aber es kam selten vor, dass Angehörige eines Ordens in meine Praxis kamen. Also war ich sehr gespannt, was Frau Gruber alias Schwester Katharina zu mir führte.

»Herr Doktor, Sie sind uns empfohlen worden von der

Ambulanz der Klinik Nußbaumstraße. Weil Sie früher da gearbeitet haben.«

Sie schaute mich erwartungsvoll an.

»Ja, das stimmt, aber das ist inzwischen auch schon wieder einige Jahre her«, sagte ich zögernd. Mich irritierte sowohl die Empfehlung an sich als auch das »uns«.

»Also es geht um eine Mitschwester. Schwester Elisabeth.« Ich lehnte mich zurück und legte den Füller ab, den ich bereits gezückt hatte, um mir Notizen zu machen.

»Aha. Dann sind gar nicht Sie meine neue Patientin.«

Sie faltete die Hände.

»Nein, es geht nicht um mich. Ich soll Sie von der Schwester Oberin fragen, ob Sie sich die Elisabeth einmal anschauen könnten.«

»Ja, also, ich freue mich natürlich über das Vertrauen, aber so ganz klar ist mir nicht, warum die Klinik gerade mich empfohlen hat. Ich habe an sich nicht so viel mit Nonnen zu tun.«

Ein breites Lächeln zwischen rosigen Wangen. Lachfältchen um die Augen.

»Weil Sie halt früher in der Klinik gearbeitet haben. Mit der Elisabeth wollen wir jetzt nicht in die Ambulanz gehen. Wir haben uns ein bisschen umgehört und glauben, dass Sie der richtige Arzt für sie sind.«

Ganz klar wurde mir nicht, wieso die Wahl auf mich gefallen war, aber offensichtlich wollte Sr. Katharina nicht recht mit der Sprache rausrücken. Ein wenig seltsam fand ich die ganze Situation schon. Dieses Vorfühlen durch Katharina und die Empfehlung, die ich mir nicht so recht erklären konnte, wirkten etwas rätselhaft.

»Wir sind übrigens keine Nonnen. Nonnen sind die Frau-

196

en, die in Klausur im Kloster leben. Wir sind einfach nur Ordensschwestern.«

Sie lächelte mich an, als habe sie mich bereits fest ins Herz geschlossen, obwohl ich ganz offensichtlich keine Ahnung von Orden und Klöstern und Nonnen hatte.

»Gut«, sagte ich, »dann schießen Sie mal los. Warum machen Sie sich Sorgen um Ihre Schwester Elisabeth?«

Sie erzählte mir, dass es sich bei der Besagten um eine junge Frau handelte, die noch nicht lange im Orden war, knapp drei Jahre. Bis vor ein paar Wochen sei sie unauffällig gewesen, freundlich, eher in sich gekehrt. Dann aber habe sie sich um das Osterfest herum plötzlich verändert. Zuerst habe sie ungewöhnlich fröhlich gewirkt und sei mit einem strahlenden Lächeln herumgelaufen. Sie habe viel mehr geredet als früher.

»Sie hat dann Fragen gestellt, die nicht so ganz in den Ablauf des Ordens gepasst haben.«

»Welche Fragen waren das denn?«

»Natürlich beschäftigen wir uns im Orden auch mit Sinnfragen. Aber wenn jemand schon fast drei Jahre bei uns ist, dann sollte so manches bereits beantwortet sein. Mit dem Anlegen der Schwesterntracht zeigt man, dass man Antworten auf bestimmte Fragen gefunden hat.«

Wieder wich meine Besucherin aus. Ich beschloss, nicht zu insistieren. Wenn Schwester Elisabeth in die Sprechstunde kommen würde, könnte ich mir ja selbst ein Bild davon machen, welche Fragen man nach drei Jahren im Orden nicht mehr stellen soll.

»Gut. Was hat sich noch verändert in ihrem Verhalten?«

»Sie schläft nachts kaum noch. Sie geht durchs Haus, was die anderen Schwestern stört.«

»Wie reagiert sie denn, wenn Sie sie zur Rede stellen?«

»Sie lässt sich schon was sagen, aber sie schaut einen dann immer so komisch an.«

»Wie denn?«

»Die Oberin sagt, aus diesem Blick spricht der Hochmut.«

»Und was sagen Sie?«

»Na ja.«

»Hm. Warum sind eigentlich gerade Sie ausgesucht worden, um Schwester Elisabeth hier anzukündigen?«

Frau Gruber alias Schwester Katharina lehnte sich zurück. Wieder das Lächeln.

»Ich mach immer diese Sachen. Wenn was mit außerhalb zu regeln ist. Ich bin halt schon so lang dabei.«

»Dann sind Sie sozusagen die Außenministerin des Ordens.«

»Ja, vielleicht kann man das so sagen.«

Aus irgendeinem Grund hatte ich angenommen, dass sie mich bitten würde, Schwester Elisabeth in den Räumen des Ordens zu treffen, aber dem war nicht so. Katharina war sofort mit dem Vorschlag einverstanden, in ein paar Tagen mit meiner neuen Patientin in die Praxis zu kommen.

Sie verabschiedete sich mit festem Händedruck und ihrem sympathischen Lächeln.

Ich ging erst mal in die Küche und machte mir einen Kaffee. Eine nette Frau, dachte ich mir. Sie könnte auch beim Bäcker Brot verkaufen oder eine Schar Enkelkinder bändigen. Aber sie war beim Orden, und deshalb verkaufte sie keine Brezen und hatte keine Enkel.

Ein paar Tage später saß ich also Schwester Elisabeth gegenüber. Katharina hatte sie mir mit ihrem gewinnenden Lächeln im Wartezimmer sozusagen übergeben. Das Gegenübersitzen dauerte allerdings nicht lange. Im Sprechzimmer nahm Elisabeth zunächst auf dem Stuhl am Schreibtisch Platz, um kurz darauf wieder aufzuspringen und im Zimmer umherzuwandern. Sie betrachtete die Bilder an den Wänden, fühlte, ob die Blumen in der Vase echt waren und roch an ihnen, als sie feststellte, dass dem so war. Sie stellte sich vor das Bücherregal und begann, laut die Titel auf den Buchrücken vorzulesen. Überhaupt redete sie fast ununterbrochen. Sie kommentierte alles, was sie sah.

»Jung, Schellenbaum, und wie heißt der? Basch? Da fehlt doch ein ›r‹, wie konnte das nur passieren? Aber mit ›r‹ wäre es ja ein Barsch-Buch. Mehr was für Angler. Obwohl Jesus ja zu Petrus ›Menschenfischer‹ gesagt hat. Sie heißen auch Peter, stimmt's? Irgendwie treff ich immer wieder auf Peter, in der Klasse hatten wir sogar zwei davon. Von dieser Klasse muss ich Ihnen auch mal erzählen, aber jetzt gibt's Wichtigeres zu besprechen, nicht?«

Der große Bewegungsdrang und das beschleunigte Denken, das von Assoziation zu Assoziation sprang, waren zusammen mit dem distanzlosen Verhalten schon ein erster Hinweis darauf, unter welcher Störung Elisabeth litt. Ich konnte mir lebhaft vorstellen, dass das Zusammenleben mit einer manischen Ordensschwester für die anderen Frauen nicht leicht war.

Nach einiger Zeit gelang es mir, meine neue Patientin von ihrem ruhelosen Wandern durch mein Zimmer abzubringen und sie zum Hinsetzen zu bewegen. Unser Gespräch verlief in einer durchgehend freundlichen Atmosphäre. Viele Patienten mit einer Manie reagieren gereizt und unwirsch, wenn ihnen etwas nicht gefällt, aber Elisabeth hatte sozusagen eine freundliche Manie. Zwar war ihre Grundstimmung etwas gehoben, aber ich hätte sie eher als »gut drauf« beschrieben denn als euphorisch. Das passte nicht so ganz zu den anderen Symptomen. Vielleicht sind Nonnen einfach anders manisch, dachte ich mir. (Zumindest in meinen Gedanken wollte ich nicht auf die vertraute Bezeichnung verzichten.)

Es ist nicht leicht, ein Gespräch mit manischen Patienten zu führen, weil sie aufgrund ihrer galoppierenden Gedanken ständig auf neue Themen ausweichen. Als Arzt muss man sie immer wieder unterbrechen und zum Thema zurückführen, was für beide Beteiligte etwas nervig sein kann. Aber auch das ließ Elisabeth zu, sie lächelte mich durchgehend an, wie oft ich auch ihrem Rededrang Einhalt gebot. Ich fragte sie die üblichen Sachen, um sie besser kennenzulernen. Woher sie kam, was Eltern und Geschwister machten, was sie für eine Ausbildung hatte.

So verschaffte ich mir mit viel Mühe und Zeit einen ersten Überblick. Aufgewachsen war die jetzige Ordensschwester mit zwei älteren Brüdern in einem kleinen Ort in Niederbayern. Die Eltern hatten eine Landwirtschaft und waren, was man »einfache Leute« nennt. Elisabeth war dagegen ein schlaues und aufgewecktes Mädchen. Ihre Eltern hatten für sie eine Ausbildung zur Hauswirtschafterin im Sinn, die auch viele ihrer Klassenkameradinnen begannen.

Zwar meinten die Lehrer, die kleine Elisabeth hätte das Zeug für eine höhere Schule, aber davon wollte vor allem ihr Vater nichts wissen. Sie sei der Liebling der Mutter gewesen, erzählte mir Elisabeth, aber die hatte sich gegen den Vater nie durchsetzen können. Ihre Brüder seien »richtige Bauern«, die sich früh entschieden hätten, dem Beispiel der letzten Generationen zu folgen und Landwirte zu werden. Der ältere hatte traditionsgemäß den elterlichen Hof übernommen, der jüngere war mit einer Jugendliebe verheiratet und werkelte auf dem Hof seiner Schwiegereltern.

Elisabeth selbst ging nach der Schule nach München. Obwohl sie ihre Mutter sehr vermisste, war sie froh, vom Bauernhof weg zu sein. In der Lehrerfamilie, in der sie den Haushalt machte und die Kinder betreute, wurde sie freundlich aufgenommen. Bald wurde dort auch ihr geistiges Potential erkannt und man verständigte sich darauf, dem schlauen Hausmädchen gegen eine Reduktion des Lohnes den Aufenthalt auf einer Realschule zu finanzieren.

Die Entscheidung, in einen Orden einzutreten, sei schon sehr früh gefallen. Ihre ganze Ausbildung hindurch hatte sie sich mit religiösen Fragen beschäftigt, und da ihr die eigene Familie mehr und mehr fremd geworden war, lag es für sie nahe, sich dieser, wie sie sagte, »neuen Familie« anzuschließen.

Wir hatten die übliche Zeit für ein Erstgespräch schon überschritten, aber ich war von diesem Lebenslauf fasziniert. Für mich klang das wie aus einer Novelle des neunzehnten Jahrhunderts. Dabei war meine neue Patientin mit ihren 28 Jahren nicht viel mehr als fünfzehn Jahre jünger als ich.

Die letzten Minuten nutzte ich, um Schwester Elisabeth die Notwendigkeit einer medikamentösen Behandlung näherzubringen. Das ausschlaggebende Argument war für sie schließlich die Verbesserung der nächtlichen Situation. Obwohl sie sich sicher war, dass gerade die Gedanken, die ihr in der Nacht kamen, von besonderem Wert waren, wollte sie die Gemeinschaft nicht durch ihre Wanderungen zur Schlafenszeit belasten.

»Ich bin so gern im Orden und ich komme mit den meisten anderen so gut aus, natürlich müssen die schlafen, die sollen sich erholen, die brauchen ihre Kraft ja tagsüber, und ich könnte einfach in meinem Zimmer bleiben, das würde ja auch gehen, dann bräuchte ich keine Tabletten, aber wenn Sie meinen, dass es besser ist, dann nehm ich die schon, vielleicht schreiben Sie mir noch mal auf, wie ich die nehmen soll, damit ich's nicht durcheinanderbring, ich bin ja schon ein bisschen schusselig in letzter Zeit. Wann soll ich denn wiederkommen?«

Ich rezeptierte ihr schlafanstoßende Tabletten. Damit würde ich die Manie zwar nicht in den Griff bekommen, aber die Nächte etwas entschärfen und sehen, wie sie auf Medikamente reagierte.

Nach diesem ersten Gespräch dachte ich nicht mehr viel über die neue Patientin nach. Ungewöhnlich zwar, aber warum sollten nicht auch Ordensschwestern manisch werden können?

Zwei Tage später rief die Schwester Oberin in der Praxis an. Sie wolle mich dringend sprechen.

»Herr Doktor Teuschel, konnten Sie sich schon einen Eindruck von Schwester Elisabeth machen? Ich weiß, dass Sie an die Schweigepflicht gebunden sind. Leider hat Katharina vergessen, die Schweigepflichtentbindung unterschreiben zu lassen, obwohl ich es ihr extra ans Herz gelegt hatte. Wir werden das umgehend nachholen.«

»Ja, das wäre wichtig, sonst kann ich keine Auskunft geben.«

»Das ist mir klar, wie ich eingangs schon sagte. Aber zuhören können Sie, oder?«

»Das ja.«

»Es ist mir wichtig zu betonen, dass ich für über dreißig Frauen verantwortlich bin. Hier bei uns im Haus ist einige

Aufregung, seit Elisabeth ihre Zustände hat. Das kann auf keinen Fall noch länger so weitergehen. Wann wird sich das ändern? Ach so, das können Sie jetzt ja wieder nicht sagen. Wie auch immer, ich kann diesen Zustand nicht länger hinnehmen. Wir werden jetzt schnell das mit dieser Entbindung von der Schweigepflicht nachholen und dann bitte ich Sie, dass Sie rasch tätig werden.«

Ich war überrascht von der fast schon unfreundlichen Art der Oberschwester und davon, wie sie in dem kurzen Telefonat Druck aufbaute. Natürlich musste es für die anderen Nonnen belastend sein, das hatte ich mittlerweile ja begriffen, aber immerhin litt Elisabeth unter einer Erkrankung, und wir befanden uns ganz am Anfang der Behandlung. Ich hätte mir etwas mehr Verständnis für die Patientin gewünscht. Außerdem ärgerte es mich, wie die Oberin von Katharina sprach, die ich ja spontan ins Herz geschlossen hatte. Aus ihren genervten Seufzern zu schließen, hielt sie nicht viel von ihr. Und schließlich konnte ich es nicht ausstehen, wie sie versuchte, mir Anweisungen zu geben, wie ich weiter vorgehen sollte.

Ist wohl doch etwas anderes, wenn Nonnen manisch sind, dachte ich mir. Vielleicht nicht in Bezug auf das Krankheitsbild, aber sicherlich auf das soziale Umfeld.

Dass ich mich in dem täuschte, was das Krankheitsbild betraf, merkte ich drei Tage später, als Elisabeth ihren zweiten Termin bei mir hatte.

Sie schlief noch immer schlecht, und auch sonst hatte sich an ihrem Zustand wenig verändert. Sie redete unaufhörlich und sehr gestenreich, mit blitzenden Augen und strahlendem Lächeln. Immerhin blieb sie heute auf dem Stuhl sitzen. Ich berichtete ihr vom Anruf der Oberin und deren Wunsch nach einer Schweigepflichtentbindung.

Elisabeth war sofort einverstanden.

»Die Oberin ist eine wunderbare Frau, anfangs war sie sogar mein heimliches Vorbild, das sollte ja auch so sein, das können Sie sich sicher denken. Manche meinen, sie sei ein wenig streng, aber sie ist halt einfach fest im Glauben und jetzt mal ganz ehrlich, so eine Gemeinschaft aus lauter Frauen muss man auch im Griff haben. Sie können mit ihr über alles reden, was mich betrifft, ich habe vollstes Vertrauen in Schwester Sieglinde, also in die Schwester Oberin, meine ich.

Das ist übrigens einer der Punkte, die ich im Orden gerne ausführlicher diskutieren möchte. Ich glaube, wenn wir die Oberin mit ihrem Vornamen ansprechen würden, so wie wir uns auch untereinander immer ansprechen, dass das besser wäre. Also besser für die Oberin, die Schwester Oberin, Sie wissen schon. Weil nur mit diesem ständigen ›Schwester Oberin‹, da vereinsamt sie doch. Wenn sie nie mehr ihren Vornamen hört, das kann doch nicht gut sein, für sie als Mensch.«

»Aha. Was sind denn die anderen Themen, die Ihnen am Herzen liegen?«

»Alles mit der Liebe halt.«

»Wie ›alles mit der Liebe‹?«

»Na ja, wir haben ja die Gelübde. Armut, Gehorsam, Keuschheit. Wir leben ohne Vermögen, wir hören jeden Tag auf das, was Gott von uns will, wir heiraten nicht und bekommen keine Kinder. Das ist ja auch in Ordnung. Aber wir sollen nicht ohne Liebe leben. An sich sollten wir im Orden den ganzen Tag über die Liebe sprechen. Aber das ist nicht so einfach. Immer wenn ich davon anfange, wenden sich die meisten anderen ab. Sie verstehen nicht, was ich ihnen sagen will. Was ist denn an der Liebe falsch?«

»Kommt vielleicht ein bisschen darauf an, von welcher Form der Liebe Sie sprechen.«

»Meinen Sie? Welche Formen der Liebe gibt es denn? Ist nicht alles Liebe, was mit Liebe und durch Liebe geschieht?«

»Das könnte sich aber in manchen Fällen nicht so ganz mit der Keuschheit vertragen.«

»Keuschheit bedeutet, schamhaft zu leben und Ausschweifungen zu meiden. Eine liebevolle Begegnung steht für mich nicht im Gegensatz dazu.«

Allmählich wurde mir klar, worin das Problem für die Oberin bestand.

»Ich kann mir vorstellen, dass diese Einstellung von einigen nicht geteilt wird, dass sie sogar von manchen vehement abgelehnt wird.«

»Das ist ja genau das Problem. Deshalb will ich ja diese Diskussion führen. Aber keiner will mir erklären, warum wir die Liebe aus dem Orden raushalten sollen.«

»Soweit ich weiß, geht es doch in einem Orden um die Liebe zu Gott. Ist die Liebe zu einem anderen Menschen da nicht als Ablenkung verpönt?«

»Natürlich. Aber das ist ja genau das Problem. Das sag ich ja die ganze Zeit. Gott zu lieben und die Menschen nicht, das ergibt doch gar keinen Sinn. Jetzt sagt die Oberin, ich soll die anderen Menschen lieben und meine Liebe durch gute Taten zeigen. Aber warum denn nur durch gute Taten? Wieso darf ich denn meine Liebe nicht direkt zeigen?«

»Wie denn zum Beispiel?«

»Schmusen.«

Ich glaube, ich habe Schwester Elisabeth fassungslos angeschaut.

»Also wenn ich Sie richtig verstehe, dann wollen Sie Ihren

Orden reformieren, so dass Liebe in jeder Form erlaubt wäre. Aber Sie sind doch eine intelligente Frau und sollten wissen, dass sich ein Orden vielleicht manchem öffnen kann – aber sicher nicht diesem Gedanken.«

Sie strahlte mich an.

»Der Orden ist so eine wichtige Gemeinschaft und die Liebe so ein wichtiges Prinzip. Die werden doch zueinander finden.«

Einigermaßen beeindruckt von Elisabeths Reformplänen besprach ich mit ihr die weitere Behandlung. Die Medikation stellte ich um auf ein stark anti-manisch wirkendes Mittel. Dann unterzeichnete meine Patientin noch die Schweigepflichtentbindung und verließ, Arm in Arm und auf diese einredend, mit Schwester Katharina die Praxis.

Ich hatte schon viele manische Patientinnen behandelt und fast immer, wenn Liebe das Thema war, ging es um ausschweifende Sexualität, häufig wechselnde Geschlechtspartner und andere Formen von Enthemmung. Aber eine ganz eindeutig manische Frau, die lediglich »schmusen« wollte und deren Keuschheitsgelübde sich in ihren Augen mit einer liebevollen Beziehung vertrug, hatte ich noch nie getroffen.

Vielleicht ist Elisabeths Sexualität in der Manie genau wie bei anderen Patientinnen gesteigert, dachte ich, nur dass die Einstellung zu diesem Thema bei einer Nonne eben einen anderen Ausgangspunkt hat. Fünf Striche plus auf der Sexualitäts-Skala ergibt bei einer Ordensfrau einfach etwas anderes als bei einer, na, sagen wir, Sekretärin. Oder einer Hausfrau. Einer Anwältin. Oder einfach jeder Frau, die nicht in einem Orden lebt.

Das hieße aber, dass das soziale Umfeld kräftig mitbestimmte, wie eine Manie aussah. Ich versuchte mir Fälle aus der Vergangenheit ins Gedächtnis zu rufen, um diese Theorie irgendwie zu stützen, aber mir fiel kein Patient ein, der in dieses Muster gepasst hätte. Außerdem war das Wartezimmer schon wieder voll, und ich musste den nächsten Patienten hereinbitten.

Nach dieser Sitzung ging mir Elisabeth nicht so schnell aus dem Kopf. Dass sie eine behandlungsbedürftige Manie hatte, war eindeutig. Diese übermäßige Energie, zusammen mit vielleicht zwei oder drei Stunden Schlaf pro Nacht, das hält niemand über einen längeren Zeitraum durch. Ihre Reformpläne fand ich dagegen zwar kess, aber irgendwie sympathisch. Da hatten sie sich ja den Richtigen für die Therapie ausgesucht. Vielleicht war Katharina, die die Behandlung bei mir vorgeschlagen hatte, ja wirklich manchmal etwas unkonzentriert. Oder vielleicht hatte sie mich mit einem anderen ehemaligen Kollegen aus der Uni-Klinik verwechselt.

Wie dem auch sei, ich konnte das Prinzip »mehr Liebe im Orden« ja finden, wie ich wollte, aber meine Patientin gefährdete durch diese Ideen ihren ... ja, was eigentlich? War der Orden ihr Arbeitsplatz? Ihre Familie? Alles zusammen?

Je mehr ich darüber nachdachte, desto klarer wurde mir, dass durch diese Manie Elisabeths gesamtes bisheriges Leben in Gefahr geriet. Sie konnte sich nicht einfach einen neuen Job suchen. Oder sich von ihrem Partner trennen und mit einem anderen ihr Glück finden. Durch die Entscheidung, als Nonne zu leben, hatte sie auf eine gewisse Weise alles auf eine Karte gesetzt. Privatleben und Arbeitsplatz, Freundeskreis und soziale Bindungen, das alles fiel für sie mit dem Leben in der religiösen Gemeinschaft des Ordens zusammen.

Mir wurde klar, dass Elisabeth in größerer Gefahr schwebte, als ich zunächst gedacht hatte.

Wie recht ich damit hatte, erfuhr ich gleich am nächsten Tag, als die Oberin in meiner Praxis auftauchte. Unangemeldet und mit der Schweigepflichtentbindung wedelnd. Sie ließ sich nicht darauf ein, einen Termin zu vereinbaren, sondern sprach von einem »Notfall« und dass sie warten könne, solange es nötig sei. Es dauerte etwa eine Stunde, dann war durch die Absage eines Patienten eine kleine Lücke entstanden, und ich bat die Ordensschwester zu mir ins Sprechzimmer.

Es gibt ja doch große Nonnen, dachte ich. Die Oberin war hochgewachsen und sehr dünn. Sie schien nur ein paar Jahre jünger als Katharina zu sein, war ansonsten aber das genaue Gegenteil der sympathischen Ordensfrau. Sie wirkte angespannt und verhärmt. Vor allem aber trat sie sehr bestimmt und dominant auf. Sie war nicht offen unfreundlich, machte aber einen genervten Eindruck.

»Mit der hier vorliegenden Schweigepflichtentbindung können Sie mir sicherlich erklären, wie lange Schwester Elisabeth noch in diesem Zustand sein wird.«

»Diesen ›Zustand‹ nennen wir Manie. Es handelt sich gewissermaßen um den Gegenpol zur Depression. Die Patienten sind dabei stimmungsmäßig euphorisch oder gereizt, haben einen gesteigerten Antrieb und viele verschiedene, oft unrealistische Ideen und brauchen deutlich weniger Schlaf. In den meisten Fällen …«

»Seien Sie mir nicht böse«, unterbrach sie mich, »aber ich habe nicht eine geschlagene Stunde in Ihrem Wartezimmer gesessen, um mir eine Vorlesung in Psychiatrie anzuhören. Elisabeth kann in diesem Zustand unmöglich länger bei mir im Haus bleiben. Wir hatten gehofft, dass Sie sie so einstellen können, dass sie etwas zurückhaltender mit ihren wahnhaften Ideen ist.«

»Na ja, die Stunde im Wartezimmer entstand dadurch, dass Sie ohne Termin und Voranmeldung gekommen sind. Und mir ist es schon wichtig, dass Sie Elisabeths Zustand als Krankheit verstehen. Und was die Behandlung angeht: Gestern habe ich die Medikamente erhöht und ergänzt. Es sollte sich also in den nächsten Tagen eine erste Besserung einstellen. Wie lange diese Phase insgesamt andauert, kann ich aber nicht sagen. Schwester Katharina sagte mir, eine Aufnahme in die Klinik sei nicht geplant?«

»Wir wollen das lieber innerhalb des Ordens regeln. Katharina sagte, Sie hätten früher schon Ordensleute behandelt?«

»Ja, in der Klinik.«

»Dann wissen Sie sicherlich, wie sensibel manche Themen sind.«

»Schwester Elisabeth sprach davon, dass in der Gemeinschaft mehr von Liebe gesprochen werden sollte.«

»Dann hat sie Ihnen entweder nicht alles erzählt, oder Sie haben ihr nicht richtig zugehört. Sie will den Orden reformieren und Unsittlichkeit zum Standard machen.«

»Sie sprach von ›Schmusen‹. Ist das schon ›unsittlich‹?«

»Unsittlich ist alles, was den Regeln der Gemeinschaft widerspricht. Schmusen gehört nicht zu den bei uns geltenden Regeln.«

»Die anderen Ordensschwestern wissen aber doch, dass Elisabeth krank ist, oder?«

»Krank oder nicht krank, ich brauche Ruhe, Ordnung und Struktur in meinem Haus. Wir können uns nicht Tag und Nacht mit dem Wahn einer Verwirrten beschäftigen.«

»Na ja, ehrlich gesagt hätte ich gedacht, dass Sie ein wenig nachsichtiger sein würden. Elisabeth macht das ja nicht aus Bosheit.«

Die Oberin verzog ihren Mund zu einem schmallippigen Lächeln.

»Der Teufel findet seine Wege und weiß sich zu tarnen.«

Ich zog die Augenbrauen hoch.

»Der Teufel? Ich sagte Ihnen doch, dass es sich um eine Erkrankung ...«

»Und ich sagte Ihnen, dass ich so etwas nicht länger dulden werde. Wenn Elisabeth nicht innerhalb der nächsten ein, zwei Wochen wieder auf den rechten Weg zurückfindet, muss sie raus aus dem Haus.«

»Sie wollen sie dann doch stationär behandeln lassen?«

»Nein, ich hatte Ihnen doch eben erklärt, dass wir das intern regeln wollen. Ich denke, dass Elisabeth in einem Kloster zur Ruhe kommen sollte, bis ihre Gedanken wieder, nun ja, rein sind.«

»In einem Kloster? Würde sie dort auch psychiatrisch behandelt?«

»Sie hätte die bestmögliche Betreuung und viel Gelegenheit, zu beten und sich zu prüfen.«

»Elisabeth hängt sehr an ihrer jetzigen Umgebung. Die Gemeinschaft ist ihre neue Familie.«

»Und meine Aufgabe ist es, diese Familie vor Einflüsterungen zu bewahren.«

»Einflüsterungen?«

Abrupt stand die Oberin auf und bedachte mich mit einem kühlen Blick.

»Danke für Ihre Zeit«, sagte sie. Das dünne Lächeln war verschwunden.

Sie ging, ohne mir die Hand zu geben, den Blick auf den Boden geheftet.

210

Ich konnte nicht glauben, was ich gehört hatte. Bisher hatte ich angenommen, dass auch psychische Erkrankungen im Selbstverständnis kirchlicher Orden ein Anlass für Mitgefühl und Verständnis wären. Die Oberin schien aber mehr daran interessiert, die anderen Nonnen vor dem »teuflischen Einfluss« Elisabeths zu bewahren. Am Ende schickt sie die Arme noch zum Exorzisten, dachte ich. Auch die Vorstellung, meine manische Patientin hinter irgendwelchen Klostermauern verschwinden zu sehen, war mir sehr unangenehm.

Dann fiel mir auf, wie selbstverständlich ich in dem Gespräch akzeptiert hatte, dass die Oberin über das weitere Schicksal von Elisabeth bestimmen konnte. Musste nicht die Patientin selbst entscheiden, ob sie sich ambulant oder stationär behandeln ließ und ob sie sich in ein Kloster zurückzog oder in ihrer jetzigen Gemeinschaft blieb? Allmählich wurde mir klar, wie weit der Einfluss des Ordens auf seine Mitglieder reichte. Wahrscheinlich konnte die Oberin tatsächlich bestimmen, was mit Elisabeth geschah. Ein beunruhigender Gedanke.

Nach einer Tasse Kaffee, die der inneren Orientierung immer zuträglich ist, beschloss ich, im Orden anzurufen und Katharina um ein Gespräch zu bitten. Sie willigte sofort ein, am nächsten Tag gegen Ende der Sprechstunde zu kommen.

Auf dem Heimweg von der Praxis kamen mir zwei Ordensfrauen entgegen. Sie lachten und scherzten miteinander. Ich jedoch betrachtete sie voller Misstrauen. Zum ersten Mal erschienen mir Nonnen als Mitglieder eines geheimnisvollen Kultes, den ich nicht verstand, als Aliens, die unerkannt unter uns leben und von deren wahrer Natur wir keine Ahnung haben. Darüber musste ich schließlich selbst lächeln. Manchmal neigst du wirklich etwas zur Übertreibung, sagte ich zu mir. Die leise Stimme in meinem Kopf, die fragte: »Auch in diesem Fall?« ignorierte ich geflissentlich.

Als Ordensschwester Katharina am Abend darauf bei mir im Sprechzimmer saß, dachte ich, dass diese kleine Frau mit den Lachfältchen eine wesentlich bessere Oberin abgegeben hätte als die angespannt wirkende Sieglinde. Ich beschloss, ganz offen zu sein, und berichtete, wie mein Gespräch mit der Oberin verlaufen war. Katharina seufzte.

»Dann haben wir nicht mehr viel Zeit.«

»Ist das denn üblich, dass jemand wie Elisabeth in ein Kloster abkommandiert wird, obwohl er krank ist?«

»So etwas kommt schon vor, ist aber selten. Wir hatten mal eine Schwester, die war depressiv. Sie konnte den Verpflichtungen im Haus nicht mehr nachkommen wegen ihrer Motivationslosigkeit. Sie ist sehr unter Druck geraten, war dann einige Zeit in einer Klinik und kam schließlich in ein Kloster, weil sie nicht mehr richtig gesund wurde. Die Oberin wollte sie nicht mehr im Haus haben, und ich glaube, diese Schwester hatte gar nichts dagegen, in ein Kloster zu gehen. Mit Elisabeth ist das aber anders. Die fühlt sich ja pudelwohl in der Gemeinschaft.«

»Wie sehen Sie denn diese Ideen, die Schwester Elisabeth hat?«

»So richtig störend war dieses Rumgeistern in der Nacht und der ständige Rededrang. Das scheint aber nachzulassen. Sie hat mir erzählt, dass Sie die Tabletten umgestellt haben.«

»Es freut mich, dass es besser wird. Aber meiner Frage sind Sie ja elegant ausgewichen.«

Katharina lehnte sich im Stuhl zurück.

»Ach, Herr Doktor. Ich bin schon über vierzig Jahre im Orden, ich mache mir nicht vor, dass die Oberin sich auf Diskussionen über Formen der Liebe einlässt, die sich nicht mit den Regeln vertragen. Ich selbst habe kein Problem damit. Seien wir ganz ehrlich: Es ist schon eine künstliche Situation, in der wir im Orden leben.«

»Eine erstaunliche Aussage.«

»Für eine Nonne, meinen Sie?«

Wieder das breite Lächeln, das sich so sehr von dem ihrer Oberin unterschied.

Ich lächelte zurück.

»Für eine Ordensfrau«, entgegnete ich. »Ich bin durchaus lernfähig.«

»Mich wundert das mit Elisabeth nicht. Sie war auch vor der Manie schon sehr, wie soll ich sagen, sehr lebensfroh, trotz ihrer zurückhaltenden Art. Immer fröhlich und gut gelaunt, hilfsbereit, dabei sehr gescheit. Jemand, den man gerne um sich hat, verstehen Sie? Auf eine gewisse Weise passt diese Diskussion um die Liebe, die sie die ganze Zeit führen will, gut zu ihrem Denken. Aber es passt halt nicht in den Orden.«

Wie um sich selbst zu beruhigen, setzte sie hinzu: »Und es ist ja auch übertrieben.«

Wir schwiegen eine Zeitlang, jeder in seine Gedanken versunken.

Dann fiel mir etwas ein.

»Wie wäre das eigentlich, wenn Elisabeth beschließen sollte, aus dem Orden auszutreten?«

»Das geht nicht so einfach. Sie hat ja die ewigen Gelübde abgelegt. Da kann man nicht einfach austreten. Wenn sie eine Entlassung aus dem Orden wünscht, müsste sie einen Antrag in Rom stellen. Das könnte noch nicht mal der Bischof alleine entscheiden.«

»Könnte sie nicht einfach gehen?«

»Theoretisch ja. Aber unsere Frauen haben sich ja alle lange geprüft, bevor sie die Gelübde abgelegt haben. Das ist viel mehr als jedes normale Versprechen, mehr als jeder Vertrag. Wir gehen mit dem Orden einen Bund fürs Leben ein. Diejenigen, die gehen, haben keine einfache Zeit. Sie leiden unter Selbstvorwürfen, unter dem Gefühl, versagt zu haben. Außerdem sind wir finanziell nicht abgesichert, wir haben ja keinen Rentenanspruch. Unsere Arbeit im Orden ist ehrenamtlich, sozusagen. Wenn wir im Alter versorgt sein wollen, müssen wir bleiben.«

Katharinas Miene hatte einen schmerzlichen Zug angenommen. Gerne hätte ich sie gefragt, ob sie selbst früher einmal daran gedacht hatte, den Orden zu verlassen. Aber ich hielt mich zurück, die Frage erschien mir zu persönlich. Schließlich war nicht sie meine Patientin, sondern Elisabeth. Aber vor meinem inneren Auge sah ich sie wieder im Verkaufsraum einer Bäckerei, wo sie rotwangig Kuchen verkaufte und mit den Kunden scherzte. Ich schob das Bild beiseite.

»Ich würde Sie gerne noch etwas anderes fragen. Warum sind Sie mit Elisabeth ausgerechnet zu mir gekommen?«

»Na ja, ich habe mich in der Uni-Klinik etwas umgehört.«

»Aber da gab es ja mehrere Kollegen, die jetzt niedergelassen sind. Warum gerade ich?«

»Sie haben Erfahrung im Umgang mit Ordensleuten.«

»Das haben die anderen auch.«

Katharina seufzte.

»Gut, ich will ehrlich sein. Ich habe eine der Schwestern gefragt, die früher die Krankenpflege geleitet haben. Sie berichtete mir von einer gewissen, wie soll ich sagen, unkonventionellen Art, die Sie haben sollen.«

»Unkonventionell?«

»Sie sollen in einer ärztlichen Besprechung das Horoskop eines Patienten an die Wand projiziert haben.«

»Ja, das stimmt schon. Es war aber im Rahmen einer Fallvorstellung und natürlich nicht ganz ernst gemeint.«

»Aber Sie haben es getan.«

»Ich kann mir nicht vorstellen, dass dieser kurze Ausflug in astrologische Welten mich als Psychiater für die katholische Kirche empfiehlt.«

»Nein, das sicherlich nicht. Aber offensichtlich halten Sie sich nicht immer so ganz an die Regeln.«

»Und das empfiehlt mich als Psychiater für die katholische Kirche?«

Katharina lachte.

»Das empfiehlt Sie als behandelnder Arzt von Elisabeth. Nicht für die Kirche, aber für mich.«

Plötzlich begriff ich. Und ich sah Katharina, die angeblich Unkonzentrierte, mit anderen Augen.

»Was haben Sie der Oberin von mir erzählt?«

»Dass Sie sehr erfahren im Umgang mit Ordensleuten sind. Und dass Sie wissen, wo Grenzen verlaufen und was Regeln bedeuten.«

Jetzt lehnte auch ich mich zurück.

»Aha. Und das kleine Detail von der Übertretung dieser mir bekannten Regeln haben Sie unter den Tisch fallenlassen. Wären Sie keine Ordensfrau, würde ich sagen, Sie sind ziemlich raffiniert.«

»Dürfen wir im Orden das nicht sein? Sie sollten eindeutig an Ihren Vorurteilen arbeiten.«

Jede Menge Lachfältchen.

Wir besprachen, dass sie versuchen würde, bei der Oberin

möglichst viel Zeit für Elisabeth herauszuschlagen. Sie wollte einige der verständnisvolleren Schwestern dafür gewinnen, ein gutes Wort für die junge Ordensfrau einzulegen. Ich selbst nahm mir vor, offen mit Elisabeth zu sprechen. Ich würde ihr nahelegen, sich etwas zurückzuhalten, um nicht zu riskieren, ins Kloster abgeschoben zu werden. Zum Abschied gab es wieder das herzliche Lächeln und den festen Händedruck von Katharina.

Die nächsten vier Wochen standen ganz im Zeichen intensiver Gespräche mit Elisabeth. Außerdem konnte ich die medikamentöse Behandlung immer individueller an ihren Zustand anpassen. Die Situation im Haus der Glaubensgemeinschaft entspannte sich.

Elisabeth realisierte, dass sie sich durch die ständige Forderung, über Liebe zu diskutieren, keinen Gefallen tat. »Dadurch bringe ich mich noch in Teufels Küche«, meinte sie augenzwinkernd. Ihr Gesundheitszustand machte große Fortschritte. Sie schlief jetzt sechs Stunden, konnte sich wieder besser konzentrieren und verhielt sich anderen gegenüber nicht mehr distanzlos. Ihre Stimmung war aber besser denn je. Was mich wunderte.

»Viele Patienten sind nach einer manischen Phase niedergeschlagen. Die einen schämen sich dafür, was sie in der Manie so angestellt haben, die anderen sind traurig, dass die Zeit vorbei ist, in der es ihnen für ihr subjektives Empfinden so gut ging.«

»Bei mir ist das anders. Ich habe ja keinen Unsinn angestellt. Natürlich sehe ich jetzt ein, dass diese Schlaflosigkeit und die Mega-Energie, die ich hatte, Anzeichen für eine Erkrankung waren. Aber das Thema Liebe, das ich ja auf Ihren

Rat hin in letzter Zeit etwas zurückhaltender angegangen bin, beschäftigt mich mehr denn je. Ich spreche halt nicht mehr darüber.«

»Auch nicht mit Katharina?«

»Wenig. Ich weiß, was sie für mich getan hat und dass ich vielleicht jetzt schon im Kloster wäre, wenn sie sich nicht für mich eingesetzt hätte. Aber ich glaube, ich mache ihr nur Sorgen mit meinem Lieblingsthema.«

»Gut. Dann geht es also für Sie im Orden weiter. Ich freue mich, dass wir das erreicht haben.«

»Wirklich?«

Elisabeth blickte mich mit hochgezogenen Augenbrauen und einem leichten Lächeln an.

»Mir ist nur wichtig, dass Sie selbst über Ihr Leben entscheiden können – was Sie tun und was Sie lassen möchten«, sagte ich und wich ihrem Blick aus.

Da die Zeit jetzt nicht mehr drängte und Elisabeth, selbst in der misstrauischen Beurteilung der Oberin, keine Unruhe mehr in den Orden brachte, konnten wir die Behandlung mit mehr Gelassenheit fortsetzen. Die Termine bei mir waren nicht mehr so häufig notwendig. Wir konnten die Medikamente langsam reduzieren und schließlich ganz absetzen. Auch ohne Tabletten blieb Elisabeth stabil. Sie war ausgeglichen, schlief gut, zeigte ein normales Sozialverhalten. Die Behandlung war ein Erfolg gewesen.

Eines Tages fragte sie mich: »Herr Doktor, Sie können mir also bestätigen, dass ich jetzt nicht mehr manisch bin?«

»Es gibt keinerlei Anzeichen, dass die Manie noch weiter besteht. Außer Sie spielen mir etwas vor. Wofür es aber ebenfalls keine Anzeichen gibt.«

»Schön. Auch wenn ich weiterhin in größeren Abständen zu Ihnen komme, möchte ich Ihnen schon jetzt für die Behandlung danken.«

»Das freut mich. Ich habe es sehr gerne getan.«

»Durch Sie – und durch Katharina – hatte ich Gelegenheit, mir in der vertrauten Hausgemeinschaft meine Gedanken zu machen. Ich konnte mich prüfen, und das innerhalb meiner ›neuen Familie‹, wie Sie immer sagen. Ich konnte über den Orden nachdenken. Und über die Liebe. Und ich konnte über alle diese Dinge offen mit Ihnen sprechen. Mit Ihnen als Einzigem in den letzten Monaten. Abgesehen von Katharina, die ich aber lieber damit verschont habe. Das alles war mir sehr wichtig.«

»Nun, wie gesagt, ich freue mich, dass Sie sich bei mir wohl gefühlt haben. Sie haben es mir wirklich nicht schwer gemacht, haben sich an alle Vereinbarungen gehalten, waren offen und vertrauensvoll. Aber wir müssen nicht in der Vergangenheitsform reden. Es geht ja weiter.«

Meine Patientin verabschiedete sich mit einem leisen Lächeln.

Drei Tage später bekam ich einen Anruf aus dem Orden. Elisabeth würde gerne einen Termin zusammen mit Schwester Katharina und der Oberin vereinbaren.

Ich war natürlich einverstanden. Eine Art Abschlussgespräch, dachte ich mir. Die Behandlung war erfolgreich gewesen, jetzt ging es darum, ein Fazit zu ziehen. Ein sinnvoller Gedanke, offensichtlich wollte meine Patientin auch Katharina und der Oberin Gelegenheit geben, die vergangenen Monate Revue passieren zu lassen.

Außerdem freute ich mich, Schwester Katharina wiederzusehen, die die ganze Sache so geschickt eingefädelt hatte und maßgeblich daran beteiligt gewesen war, dass Elisabeth nicht im manischen Zustand in ein Kloster abkommandiert worden war. Insgeheim freute ich mich auch darauf, von der Oberin zu hören, dass meine Behandlung eben doch ein Erfolg war und es sich bei Elisabeths Fall nicht um teuflische Mächte, sondern eine therapierbare Erkrankung gehandelt hatte.

Am vereinbarten Termin ergänzte ich die beiden Besucherstühle an meinem Schreibtisch um einen weiteren und holte die drei Ordensfrauen im Wartezimmer ab. Zum ersten Mal sah ich sie alle auf einmal: Links die strenge und wieder genervt dreinblickende Oberin, rechts die kleine, stämmige Katharina mit ihren Lachfältchen und in der Mitte, zwischen den beiden älteren Frauen, Elisabeth.

Als sie so in ihrer Ordenstracht vor mir saßen, ging mir durch den Kopf, dass Katharina recht hatte mit ihrer Bemerkung, ich müsse an meinen Vorurteilen arbeiten. Aus irgendeinem Grund hatte ich mir über die hinter der Tracht befindlichen Menschen bis zu Elisabeths Behandlung keine Gedanken gemacht. Ich hatte sie lediglich als »Nonnen« wahrgenommen und ihnen von vornherein keine Individualität zugestanden. Durch die Einheitlichkeit der Ordenskleidung war diese Wirkung wohl auch beabsichtigt, aber ich hatte mich ganz darauf eingelassen, was mir sowohl menschlich als auch von meinem Selbstverständnis als Psychiater her im Nachhinein sehr missfiel.

»Ich freue mich, dass wir heute einmal alle zusammen hier sind und über die zurückliegenden Monate sprechen können. Wer möchte denn den Anfang machen?«

Ich war mir sicher, dass Elisabeth der Oberin den Vortritt lassen würde, aber zu meiner Überraschung ergriff sie das Wort.

»Lieber Herr Doktor, vielen Dank, dass Sie dieses Treffen ermöglicht haben. Dieses Zimmer war für mich im letzten Jahr ein ganz wichtiger Raum, in dem ich so offen sprechen konnte wie noch nie in meinem Leben. Ich will auch gar nicht lange herumreden.

Ich weiß, dass mein manischer Zustand eine Belastung für die ganze Gemeinschaft war. Mein nächtliches Herumgeistern, mein aufdringliches Gerede, das alles hat meine Mitschwestern und auch Sie, liebe Frau Oberin, an ihre Grenzen gebracht. Ich verstehe auch, dass Sie mich aus Gründen der Disziplin in ein Kloster hätten schicken müssen, wenn es nicht besser geworden wäre. Und ich freue mich, dass ich für unsere Gemeinschaft jetzt nicht mehr nur eine Prüfung bin, sondern dass es wieder gut zwischen uns allen läuft. Ich möchte mich besonders bei Katharina bedanken, die mir immer zugehört hat und trotz meines Zustandes stets Verständnis hatte.«

Sie machte eine Pause, aber keine der beiden anderen Frauen sagte etwas. Katharina blickte auf ihre Hände, ihre Wangen schienen noch geröteter. Die Oberin saß mit versteinerter Miene da. Elisabeth blickte von einer zur anderen und fuhr fort: »Ich habe sehr lange und intensiv über das Thema Liebe nachgedacht ...«

Der Kopf der Oberin fuhr zu der jungen Ordensschwester herum und sie öffnete den Mund. Aber Elisabeth machte eine abwehrende Handbewegung.

»... und ich werde auch nur noch dieses eine Mal darüber sprechen. Meine Idee war es, den Orden und meine Vorstellung von der Liebe in Einklang zu bringen. Das hatte ich in meinem manischen Zustand als Ziel. Mit zunehmender Besserung meiner Gesundheit wurde mir klar, dass das nicht gehen kann. Unsere Form der Liebe ist eine ganz besondere. Sie ist wichtig, sie ist gottgefällig, sie dient auch den Menschen. Aber sie blendet andere Formen der Liebe aus. Ich glaubte, das hätte ich begriffen und akzeptiert, als ich meine Gelübde ablegte. Aber meine Manie hat mir gezeigt, dass ich mir etwas vorgemacht habe. Herr Doktor Teuschel hat mir vor drei Tagen bestätigt, dass ich wieder ganz gesund bin. Und trotzdem denke ich auch jetzt noch, dass der Orden sich der Liebe öffnen sollte.«

Die Oberin sprang von ihrem Stuhl auf und blickte Elisabeth wütend an. Kurz hatte ich Angst, dass sie sich auf meine Patientin stürzen würde. Aber diese hob die Hand.

»Einen Moment noch. Ich weiß heute, dass dieser Gedanke naiv war. Es geht nicht darum, den Orden zu reformieren. Es geht darum, eine Entscheidung zu treffen. Die Gemeinschaft war mir wie eine neue Familie, das haben wir hier immer wieder besprochen.

Aber wie bei meiner eigentlichen Familie habe ich jetzt auch im Orden den Eindruck, dass die Familienregeln nicht zu mir passen. Oder vielmehr, dass ich nicht zu den Regeln passe. Ich glaube, wenn ich ganz ehrlich bin, ich bin keine gute Ordensschwester. Ich dachte immer, ich bin dem Glauben verpflichtet. Aber ich weiß jetzt, dass ich mehr dem Leben verpflichtet bin. Und deshalb ...«

Elisabeth griff mit beiden Händen in ihren Nacken und löste den Schleier, der ihren Kopf bedeckte. Sie nahm ihn ab und legte ihn auf ihren Schoß.

»... und deshalb habe ich beschlossen, den Orden zu verlassen. Ich werde in mein bürgerliches Leben zurückkehren, mir eine Arbeit suchen, ein ganz normales Leben führen. Es tut mir aufrichtig leid, aber ich kann nicht anders.«

Vollkommen sprachlos, starrte ich Elisabeth an. Nicht anders erging es der Oberin. Langsam ließ sie sich wieder auf ihren Stuhl sinken. Sie war kalkweiß im Gesicht. Alles Genervte und Strenge war aus ihrem Ausdruck verschwunden. Sie war schlicht fassungslos. Auch Katharina sagte kein Wort. Ihrer verblüfften Miene entnahm ich, dass sie keine Ahnung gehabt hatte, worauf dieser Termin hinauslaufen würde. Der Blick, mit dem sie Elisabeth bedachte, war eine Mischung aus Besorgnis und Bewunderung. Sie schüttelte leicht den Kopf.

Mir fiel ein, dass ich in dieser Runde der Gastgeber war.

»Also ich glaube, das kommt jetzt für uns alle sehr überraschend«, brachte ich hervor. Dann schwieg ich wieder. Ich konnte den Blick kaum von Elisabeth abwenden, die noch in ihrer Ordenstracht, aber ohne Schleier vor mir saß und uns reihum anlächelte.

»Ich weiß, dass Sie das nicht erwartet hatten, und ich möchte mich entschuldigen, falls ich jemanden vor den Kopf gestoßen habe. Aber ich wollte diese Entscheidung unbedingt hier in diesem Raum und im Beisein von Ihnen allen bekanntgeben.«

Die beiden Ordensfrauen blieben sprachlos. Katharinas Gesicht hatte jetzt vollständig die Röte angenommen, die sonst ihre Wangen zierte. Die Oberin blinzelte ein paarmal, schwieg aber weiterhin. Um irgendetwas Sinnvolles zu tun, vereinbarte ich einen weiteren Termin mit Elisabeth. Dann versicherte ich den beiden anderen, dass ich ihnen natürlich gerne für Gespräche zur Verfügung stehen würde, falls sie das wollten. Warum ich das tat, weiß ich nicht. Mir scheint, dass meine Rolle als Arzt mir in meiner Verblüffung Halt bot.

Elisabeth stand auf, daraufhin erhoben auch wir anderen uns.

»Ich hoffe, ich habe Ihnen heute keinen Kummer bereitet«, sagte sie und schüttelte mir die Hand. »Nein, nein«, murmelte ich und fühlte mich etwas verlegen.

Katharina schaute mich mit einem schwer zu interpretierenden Ausdruck aus ihrem über und über roten Gesicht an. »Wir hören von einander«, sagte sie leise.

Dieses Mal gab mir sogar die Oberin die Hand und nickte mir wortlos zu. Ihr Blick ging dabei ins Leere.

Natürlich stattete ich der Kaffeemaschine einen Besuch ab, noch ehe sich die Tür der Praxis hinter den drei Frauen geschlossen hatte. Ich war schwer beeindruckt von Elisabeths Auftritt. Den Moment, als sie den Schleier abnahm und das lange gelockte Haar über ihre Schultern fiel, werde ich nie vergessen.

Katharina hatte schon recht, ich sollte an meinen Vorurteilen arbeiten.

Warum nur hatte es mich so überrascht, dass Nonnen auch blond sein können?

Männerthemen

Peter Teuschel: Ich begrüße Sie ganz herzlich zu dieser ersten Sitzung, die auch für mich eine Premiere ist: Bis heute ist in meiner Praxis nie eine Männergruppe zustande gekommen. Offensichtlich sind Männer nicht so ohne Weiteres bereit, sich zusammenzusetzen und über sich zu sprechen. Mich würde natürlich Ihre Meinung interessieren, warum das so sein könnte. Aber machen wir doch zuerst eine kurze Vorstellungsrunde. Mich kennen Sie alle ja schon.

Friedrich: Gut, dann fang ich mal an. Ich heiße Friedrich, bin 62 Jahre alt und im Vorruhestand.

PT: Vielleicht sagen Sie kurz dazu, was Sie sich von der Gruppe erhoffen.

Friedrich: Ja, also direkt erhoffen tu ich mir nichts. Ich hab so was noch nie gemacht. Aber ich mein, so miteinander reden, das könnt sinnvoll sein.

Wolfgang: Ja, also ich heiß Wolfgang. Aber eigentlich nennen mich alle nur Wolf. Ich bin 35 Jahre alt und habe ein Reinigungsunternehmen. Also ich leite das. Was ich mir erhoffe? Das weiß ich gar nicht so genau. Ich denk mir halt, dass wir Männer irgendwie schon ein bisschen unterdrückt werden von den Frauen. Seit der Emanzipation haben die einen Vorsprung. Und das müssen wir doch ausgleichen. Ja, so ungefähr das erhoffe ich mir.

Julius: Ich bin 55 Jahre alt. Lehrer für Deutsch, Geschichte und Erdkunde am Gymnasium. Ich sehe diese Gruppe als eine Möglichkeit, mich auszutauschen, dazuzulernen, auch so etwas die Kluft zu verstehen, die ich manchmal im Umgang mit Männern spüre. Ich denke, dass da sehr viel Konkurrenz mit im Spiel ist. Ob das stimmt, was du eben über die Emanzipation gesagt hast, weiß ich nicht so recht. Wir haben ja eine sehr lange Epoche des Patriarchats hinter uns, und die emanzipatorische Bewegung hat an sich doch nur versucht dieses Ungleichgewicht auszugleichen. Aber jetzt bin ich wieder still, das soll ja nur die Vorstellungsrunde sein.

PT: Vielleicht noch den Namen …

Julius: Ach ja, Julius. Ich heiße Julius.

Otto: Ja, dann bin ich jetzt wohl an der Reihe. Also ich glaube mal, dass ich hier der einzige Nicht-Bayer in der Runde bin. Ich komme ursprünglich aus Hamburg, aber ich lebe schon viele, viele Jahre hier in München. Ich hab nämlich im Urlaub meine Frau kennengelernt, und die ist eine waschechte Münchnerin. Ja, und deshalb bin ich dann hergezogen.

Was die Liebe nicht alles bewirkt, nicht wahr? Und jetzt bin ich also hier. Und hab drei Kinder, aber die sind alle schon groß. Und zwei Enkelkinder hab ich auch, die Lisa und den Johannes. Ach ja, nicht, dass ich auch noch meinen Namen vergesse: Meine Eltern haben gemeint, sie müssten mich Otto nennen. So heiß ich also. Arbeiten muss ich nicht mehr. Ich war früher viel auf Montage und irgendwann hat der Rücken das nicht mehr mitgemacht, dann bin ich in Rente. Ich bin jetzt auch 62, genau wie der Kollege da, der ... wie heißt du noch mal?

Friedrich: Friedrich.

Otto: Ja, genau, so wie der Friedrich. Und wo ich das gelesen habe, dass Sie eine Männergruppe machen, da hab ich mir gedacht: Otto, hab ich mir gedacht, das schaust du dir mal an. Am Ende kannst du noch was lernen. Ich bin nämlich schon lang bei dem Doktor Teuschel, schon seit ich in Rente bin. Da ging's mir nicht so gut. Aber jetzt geht's schon wieder besser.

PT: Gut. Und jetzt noch der Letzte in der Runde ...

Sebastian: Ich heiße Sebastian. Ich bin 39 Jahre alt und arbeite bei der Stadt München. Ich bin verheiratet und habe zwei Töchter. Von der Gruppe erhoffe ich mir ein bisschen Unterstützung bei der einen oder anderen Frage.

PT: Super. Vielen Dank. Ein paar Begriffe, über die wir sicher noch reden werden, sind bereits gefallen. Emanzipation, Unterdrückung, Patriarchat. Und noch etwas ist mir aufgefallen:

Sebastian war der Einzige, der gesagt hat, dass er verheiratet ist. Nein, Otto hat's auch gesagt. Aber die anderen drei haben sich zu dem Thema Beziehung nicht geäußert. Das ist sicher auch ein Punkt: die Bedeutung der Partnerschaft. Die Beziehung zu Frauen allgemein. Darauf kommen wir sicher noch zu sprechen. Aber ich würde gerne mit einer anderen Frage beginnen. Die Gruppe steht ja unter dem Oberbegriff »Männerthemen«. Vielleicht können wir das als Erstes klären. Was sind Männerthemen eigentlich?

Gegrummel.

PT: Na? Was sind Männerthemen?

Julius: Na ja, es stellt sich ja die Frage, ob das überhaupt Sinn macht, von Männerthemen zu sprechen. Das ist ja schon von vorneherein eine Einschränkung, die viele Fragen ausschließt, die wir als Frauenthemen bezeichnen würden …

Otto: Männerthemen, also da könnte man jetzt zunächst mal sagen, das sind halt so die klassischen Themen. Fußball. Oder Baumarkt. Autos. Solche Sachen eben.

Wolf: Also für mich geht's da mehr um Beziehung. Ich könnte mir vorstellen, dass Frauen denken, wir würden hier nur über Fußball oder Autos reden. Aber das sind doch echt Vorurteile. Und das mit der Beziehung, das hab ich vorhin wirklich total vergessen. Da sieht man's mal wieder. Voll verdrängt das Thema. Ich bin mit 'ner Frau zusammen, also mit meiner Freundin. Und bei uns gibt's schon ordentlich Zoff. Ich versteh so manches nicht, was die so tut.

Otto: Dann bring sie doch mal mit, dann soll sie uns das erklären, wenn du das nicht verstehst.

Gelächter.

Julius: Ich denke auch, dass uns Rollenklischees hier nicht sehr weit bringen werden. Der Mann, der sich nur für Fußball und Autos interessiert, den gibt's doch gar nicht.

Otto: Natürlich interessier ich mich dafür! Wo sind denn die ganzen Männer am Samstag? Da sind die alle im Stadion. Da gucken die alle Fußball.

Wolf: Ja schon, aber das sind doch nicht die einzigen Themen, die Männer interessieren.

Julius: Das wollte ich eben sagen.

Wolf: Es geht doch mehr darum, was uns Probleme macht. Und das sind doch die Beziehungen.

PT: Vielleicht gibt es ja solche und solche Männerthemen.

Wolf: Ja aber über Fußball will ich hier wirklich nicht reden.

PT: Was meinen denn die anderen beiden?

Friedrich: Das stimmt schon alles, was da gesagt wurde.

PT: Haben Sie denn noch ein anderes »Männerthema« auf Lager?

Friedrich: Ja schon. Also die Sexualität, das ist schon ein Thema.

PT: Aha.

Stille.

PT: Meine Herren? Meinungen zum Thema Sexualität? Ist das ein Männerthema?

Wolf: Sollte es wohl sein. Wenn alles klappt, ist es aber eher keins.

Julius: Auch da meine ich, dass wir uns nicht in Klischees verlieren dürfen. Fußball, Autos, Sex, also ich weiß nicht.

Otto: Na ja, das ist vielleicht eher ein Thema für Jüngere. Ich hab mir immer gesagt, solange meine Frau sich nicht beklagt, wird schon alles in Ordnung sein.

PT: Tja. So extrem steigen Sie alle ja nicht auf dieses Thema ein.

Schweigen.

PT: Nun gut. Sebastian, Sie haben noch nichts zur Frage »Männerthemen« gesagt.

Sebastian: Hm.

PT: Sie müssen nicht. Hier kann jeder reden oder schweigen.

Julius: Mich würde vor allem interessieren, was Wolfgang ...

Wolf: Wolf!

Julius: ... ja, was Wolf für Probleme aus seiner Beziehung schildern möchte. Ich glaube, wir können davon alle profitieren, wenn wir uns das mal anhören. Wolf, vielleicht möchtest du da etwas mehr erzählen?

Wolf: Ja gut, wenn das die anderen auch interessiert?

Zustimmendes Gemurmel.

Wolf: Also meine Freundin, die war ja schon mal verheiratet. Das macht mir aber nichts. Ich kenn ihren Ex auch, der ist ganz in Ordnung. Was ich aber nicht versteh, ist, dass die Chrissie, also meine Freundin – eigentlich heißt sie Christina – also dass sie immer noch Kontakt zu ihren Schwiegereltern hat. Die telefonieren echt jede Woche miteinander. Ich weiß gar nicht, was das soll.

Vor allem die Ex-Schwiegermutter. Ständig ruft die meine Freundin an. Ich sag zu ihr:»Hey, was ruft die dich immer an, hat die noch nicht kapiert, dass ihr nicht mehr zusammen seid, dass du jetzt mit mir zusammen bist?« Und dann sagt sie:»Ja, aber die war doch krank« oder »ja, aber die hat doch Probleme mit dem Hannes« (das ist der Schwiegervater). Und ich dann:»Kann sie nicht irgendjemand anderen anrufen? Warum ruft sie nicht mal ihren Sohn an, oder ihre Tochter?« Ich krieg das nicht auf die Reihe, dass die Chrissie andauernd mit der Ex-Schwiegermutter an der Strippe hängt.

Und überhaupt. Ich bin wirklich keiner, der einen auf

Macho macht, aber ich hab echt einen sau anstrengenden Tag. Ich sag euch was: Wenn du Angestellte hast, musst du ständig aufpassen, sonst wirst du in einer Tour reingelegt. Am Schlimmsten sind die vom Balkan, da erlebst du die tollsten Überraschungen. Ja, ich weiß schon, so was darf man heute gar nicht mehr sagen. Gehört auch nicht hierher. Aber was ich sagen will, ist, dass ich oft heimkomm nach so 'nem richtig blöden Tag, an dem wieder alle gemeint haben, sie müssten mir auf der Nase rumtanzen. Und was macht die Madame? Ich verlang ja nicht, dass sie schon mit dem Essen wartet, echt nicht, manchmal koch ich auch selbst ganz gern oder wir gehen zum Inder. Aber seit neustem komm ich heim und sie ist gar nicht da!

Ich mein, die Chrissie jobbt im Naturkostladen, obwohl sie das ja nicht müsste. Ich sag zu ihr: »Hey, du musst nicht arbeiten. Du kannst das gern machen, wenn du willst, aber du musst es nicht.« Ich hätt kein Problem damit, wenn sie nicht arbeiten würde, ich verdien ja echt nicht schlecht, aber sie will das halt. Meinetwegen, soll sie. Aber die Chrissie arbeitet nur vormittags. Ab ein Uhr hat die frei! Da frag ich mich schon, warum sie nicht zu Hause sein kann, wenn ich komm. Wofür ist man denn zusammen, frag ich mich da. Ich versteh das nicht.

Otto: Ja, wo ist sie denn dann?

Wolf: Mal hier, mal da. Freundinnen. Shoppen. Sagt sie.

Friedrich: Und du glaubst ihr das nicht?

Wolf: Ja doch, ich glaub's ihr schon. Ich bin ja nicht eifersüchtig. Aber mir will das nicht in den Kopf, dass sie andauernd weg ist. Und wenn ich sie frag, wo sie war, wird sie zickig. Was mich das anginge, mit welcher Freundin sie unterwegs war und wo genau sie waren, fragt sie mich. Und ich sag:»Hey, was heißt, was mich das angeht? Bist du jetzt mit mir zusammen oder nicht?« Und sie:»Du kannst doch nicht über mich bestimmen.« Ich sag dann:»Was hat das denn mit ›bestimmen‹ zu tun? Darf ich als dein Partner nicht mehr wissen, mit wem du dich rumtreibst?« Und sie:»Rumtreibst, was soll das denn heißen, rumtreibst.«

So geht's dann ewig weiter. Was meint ihr denn: Bin ich schiefgewickelt, wenn ich wissen möchte, wo meine Freundin ist? Und mit wem? Wenn ich nach 'nem echt bescheuerten Tag nach Hause komm?

Schweigen.

PT: Was meinen denn die anderen dazu?

Otto: Ja, also ich glaub, so 'n bisschen Auslauf brauchen unsere Frauen schon. Meine Marie war schon immer ein häuslicher Typ, die war an sich ständig daheim. Die hab ich fast fortschicken müssen, damit sie sich mal mit 'ner Freundin getroffen hat. Ich sag mal, deine Chrissie, die ist halt noch jung, und wenn sie schon mal verheiratet war …

Sebastian: Ja, dazu möchte ich auch was sagen. Ich kann schon verstehen, dass du dich da ärgerst. Aber ich glaube, der Otto hat recht. Wenn deine Freundin schon mal verheiratet war, will sie sich wahrscheinlich nicht mehr einsperren lassen.

Wolf: Ja, wer will sie denn einsperren! Ich will doch nur, dass sie mir sagt ...

Julius: Also jetzt mal ganz ehrlich, lieber Wolfgang, also, lieber Wolf, du stellst das als Problem deiner Freundin dar, aber vielleicht hat das ja doch ein kleines bisschen was mit Eifersucht zu tun ...

Wolf: Mit Eifersucht? Mit Eifersucht? Also da muss ich jetzt aber wirklich lachen. Wenn ich eins nicht bin, dann ist das eifersüchtig. Ich möchte noch mal darauf zurückkommen, was ich am Anfang gesagt hab. Heute wissen die Frauen doch gar nicht mehr, was sie eigentlich mit ihrer Emanzipation anfangen sollen. Nehmt nur mal, was der Otto von seiner Frau erzählt hat. So war das früher eben. Da waren die Frauen zu Hause und als Mann musstest du die schon eher mal rausschicken. So war das halt. Da haben wir Männer uns über Generationen dran gewöhnt. Ich sag jetzt nicht, dass das gut war, aber so wie es jetzt läuft, das kann's ja auch nicht sein.

Friedrich: Aber das waren eben andere Zeiten. Das eine ist, dass du willst, dass sie zu Hause ist, wenn du kommst. Aber vielleicht weiß sie gar nicht, wann sie mit dir rechnen kann. Du sagst ja selber, dass es manchmal ziemlich stressig bei dir ist, und dann kommst du vielleicht später heim. Da wär's doch auch blöd, wenn deine Freundin stundenlang auf dich warten müsste ...

Wolf: Ach, was heißt denn da »stundenlang« ...

Friedrich: ... und das zweite ist, dass du wissen willst, mit wem sie weg ist. Aber vielleicht braucht man da auch Vertrauen.

Otto: Ja, ja, Vertrauen, das stimmt schon, was der Friedrich sagt, Vertrauen!

Julius: Eben. Das meine ich auch.

Wolf: Also jetzt mal langsam. Unterstellt mir nicht, dass ich ein Vertrauensproblem hab.

Sebastian: Muss ja nicht gleich ein Problem sein ...

Wolf: Moment mal. Ich bin doch nicht blöd. Vertrauen ist das eine, und was ich weiß, ist das andere.

Julius: Und? Was weißt du?

Wolf: Ich weiß eine ganze Menge. Meine liebe Chrissie hat so eine Art beste Freundin und die nimmt sie immer her, wenn ich wissen möchte, wo sie war. »Ich war mit der Petra im Biergarten« oder »ich war mit der Petra im Schwimmbad«, das hör ich ständig. Und wenn sie merkt, dass ich skeptisch bin, kommt gleich »kannst sie ja anrufen, wennst mir nicht glaubst«. Als ob ich da die Wahrheit erfahren würde. Als ob die Petra ihr nicht jedes Alibi geben würde.

Friedrich: Warum bist du denn so misstrauisch?

Wolf: Ich bin doch nicht blöd! Ich merke, wenn ich mit Ausreden abgespeist werde. Ich weiß, das man so was nicht machen soll, aber es gibt da so eine Möglichkeit, mit dem Smartphone zu orten, wo der andere gerade ist.

Geraune.

Julius: Du hast ihr Handy angezapft?

Sebastian: Krass.

Otto: Keine Ahnung, wie so was geht, aber ich frag mich, ob das so gut ist, wenn man das macht ...?

Wolf: Ja, ja, ist nicht in Ordnung, ich weiß. Aber seitdem weiß ich auch, dass sie mir nicht immer ehrlich sagt, wo sie war.

Schweigen.

PT: Ich frage mich gerade, über welches »Männerthema« wir im Moment reden.

Schweigen.

PT: Geht's da um Emanzipation? Oder um etwas anderes?

Sebastian: Na ja, es geht um Emanzipation, weil es früher eben anders war. So wie der Otto sagt. Aber ich denke wirklich, dass der Friedrich auch recht hat. Das hat schon was mit Vertrauen zu tun. Oder eben mit Misstrauen.

PT: Ist das ein Männerthema? Misstrauen?

Julius: Na ja, das scheint mir doch ein allgemein menschliches ...

Otto: Nee, also wenn ihr mich fragt, für mich ist das einfach Eifersucht, beim Wolf. Du sagst zwar die ganze Zeit, du wärst nicht eifersüchtig, aber jetzt mal ganz ehrlich, für mich ist das eindeutig Eifersucht.

Sebastian: Und Julius, du sagst die ganze Zeit, das wären keine Männerthemen, sondern allgemeine Themen. Aber Männer sind ja auch Menschen und haben deshalb auch allgemeine Themen ...

Otto: Jau, das versuch ich meiner Marie auch immer beizubringen, dass wir Männer auch Menschen sind.

Gelächter.

Sebastian: Also, was ich sagen will, Männerthema heißt doch nicht, dass etwas nur und ausschließlich Männer betrifft. Aber wenn es Männer betrifft, dann ist es eben auch ein Männerthema. Obwohl es ein menschliches Thema ist. Ich weiß nicht, ob ich mich verständlich ausgedrückt habe.

PT: Also, Männerthemen können auch ganz allgemeine Themen sein? Was macht sie dann zu Männerthemen?

Julius: Aber ist das denn wirklich so wichtig mit diesem »Männerthema«? Reicht es denn nicht, wenn wir ...

Friedrich: Nein, das reicht nicht. Ich sag euch jetzt mal ein Männerthema. Vor zwei Jahren hatte ich diese Prostata-Operation. Da hat was nicht gestimmt, das war kein richtiger Krebs, aber so eine Vorstufe, und mein Arzt meinte, man sollte operieren. Na ja, und nach der Operation, da ging nichts mehr. Zuerst hatte ich auch Probleme mit dem Wasserlassen, aber das ist wieder gut geworden. Aber im Bett, da geht halt gar nichts mehr.

Otto: Ja, also ich hab's auch mit der Prostata. Aber bei mir reichen Tabletten. Ist natürlich Pech, wenn dann gar nichts mehr geht. Das ist schon schade.

Friedrich: Ja, und das ist jetzt echt ein Männerthema. Wenn du kein richtiger Mann mehr bist, fühlst du dich eben auch nicht mehr wie ein richtiger Mann.

Julius: Aber du bist doch ein Mann.

Friedrich: Aber nicht mehr so richtig. Geht ja nichts mehr.

Julius: Aber man kann sich doch als Mann nicht auf die Funktion eines einzelnen Organs reduzieren. Dann wären ja nur vollständig gesunde Männer echte Männer. Ein Mann hat doch noch andere Qualitäten, die ihn zum Mann machen. Intelligenz, Wissen, Verantwortungsgefühl, Mut ...

Sebastian: Jetzt fängst du aber an mit allgemeinen Eigenschaften. Die haben Frauen doch auch alle.

Julius: Na ja, vielleicht haben Frauen die auch. Aber in der Geschichte waren das doch eher männliche Attribute. Was natürlich mit der patriarchalischen Gesellschaft zu tun hatte.

Wolf: Die ja nun wohl offensichtlich zu Ende ist …

Julius: Aber da stellt sich natürlich schon die Frage, was einen Mann heute eigentlich zum Mann macht. Außer seiner Prostata.

Friedrich: Das sag ich ja. Wenn da nichts mehr geht …

Sebastian: Wie reagiert denn deine Frau?

Friedrich: Begeistert wird sie nicht sein.

Sebastian: Wie? Weißt du gar nicht, was sie denkt? Redet ihr da nicht drüber?

Friedrich: Was sollen wir da groß drüber reden? Sie merkt ja, dass nichts mehr geht.

Julius: Also ich denke, die Frage von Sebastian ist schon berechtigt. Ich meine auch, dass das ein Thema zwischen euch sein sollte.

Friedrich: Was wird denn besser dadurch, dass wir drüber reden?

Otto: Also dazu kann ich was beitragen. Mein Schwager, der hatte auch so eine Operation. Er hat aber mit meiner

Schwester darüber geredet. Und ich hab dann auch mit den beiden gesprochen. Weil mich das interessiert hat. Und meine Schwester sagt, der Manni – das ist mein Schwager –, also der Manni, der sollte sich mal nicht so 'n Kopf machen. Das wär nicht so wichtig für sie. Das würden die Männer überschätzen, wie wichtig das mit dem Sex wär. Sagt zumindest meine Schwester.

Schweigen.

PT: Und? Hat Ottos Schwester recht? Überschätzen wir die Sexualität? Ist das ein Männerthema?

Julius: Ich glaube, so lange alles in Ordnung ist und die Sexualität stattfindet, machen wir uns vielleicht nicht so viele Gedanken darüber. Aber wenn nichts mehr geht, wie Friedrich sagt, sind wir durchaus damit konfrontiert, dass wir uns unbewusst doch sehr mit unserem Geschlechtsorgan identifiziert haben. Und offensichtlich wissen wir nicht so recht, wie wichtig das unseren Frauen ist.

Otto: Also meine Schwester sagt …

Friedrich: Ja, aber ich bin ja nicht mit deiner Schwester verheiratet. Ich find's einfach blöd, mit meiner Frau darüber zu reden.

Sebastian: Warum denn?

Friedrich: Also mal angenommen, es macht ihr doch was aus. Dann haben wir ein Problem. Oder sie sagt, es macht

240

ihr nichts aus. Dann weiß ich nicht, ob ich ihr das glauben kann.

Wolf: Du hast doch eben so viel von Vertrauen gesprochen.

Friedrich: Ja, stimmt schon. Also ich würd ihr wahrscheinlich schon glauben, dass es ihr nicht mehr so wichtig ist. Aber trotzdem ...

Sebastian: Was?

Friedrich: Es geht ja auch gar nicht nur darum, ob es ihr wichtig ist. Ich selber fühl mich einfach nicht mehr wohl mit mir. Eben nicht mehr wie ein richtiger Mann. Und da helfen mir auch die ganzen anderen Eigenschaften nicht, die du vorhin aufgezählt hast, Julius. Unterm Strich sind wir doch nur Männer, wenn wir ganze Männer sind.

Wolf: Trotzdem, hör mal, du musst echt mit deiner Frau reden. Das haut doch auf Dauer nicht hin, wenn man nicht über so was spricht.

Julius: Das denke ich auch. Kommunikation ist doch die Basis jeder Beziehung.

Friedrich: Also ich komm mir da blöd vor. Obwohl's natürlich schon schön wäre, wenn ich hören würde, dass es zumindest ihr nichts ausmacht. Oder nicht so viel. Dann hätt ich zwar immer noch meine Probleme, aber vielleicht wär's trotzdem nicht schlecht. Ist halt ein Risiko. Wenn's ihr nämlich doch was ausmacht ...

Sebastian: Jetzt schau mal, du drehst dich echt im Kreis. Schaff dir das vom Hals und setz dich mit deiner Frau zusammen.

Friedrich: Hm. Werd's mir mal überlegen.

Stille.

PT: Offenbar gibt es doch eine ganze Menge Themen, die uns hier in den nächsten Wochen beschäftigen. Auch wenn wir nicht sagen können, was genau Männerthemen sind und warum.

Schweigen.

Sebastian: Mir fällt da was auf. Also bei der ganzen Diskussion geht's immer wieder um eins. Nämlich um Unsicherheit. Oder Verunsicherung, oder wie man das nennen will. Und das, glaube ich, ist auch ein Thema für Männer. Julius, sag jetzt bitte nicht, dass auch Frauen unsicher sein können.

Julius: Ich weiß schon, was du meinst. Und ehrlich gesagt finde ich auch, dass wir die ganze Zeit darüber reden. Wir wissen ja nicht mal, was Männerthemen sind, so verunsichert sind wir. Und um noch einen Schritt weiterzugehen, ich glaube, wir wissen nicht mal genau, was ein Mann ist.

Otto: Also der Julius, der redet ja gern mal wie so ein echter Lehrer, aber da hat er schon recht. Jetzt mal abgesehen von den Themen, die ich vorgeschlagen hab, wie Fußball und so, ja und Friedrichs Prostata, abgesehen davon ist uns nicht viel eingefallen.

Wolf: Jetzt wo ich so nachdenk über die ganze Geschichte, das stimmt schon irgendwie. Ich bin auch verunsichert, das geb ich zu. Aber ich glaub nach wie vor, dass da die Emanzipation mit schuld ist.

Friedrich: Mag schon sein. Aber trotzdem ist das keine Lösung, mit dem Handy abhören und so.

Wolf: Jetzt reit doch nicht schon wieder darauf rum. Ich hab ja gesagt, dass das nicht okay war.

Sebastian: Ja, lass ihn mal. Er hat's ja zugegeben, dass das nicht gut war. Er hätt's ja nicht erzählen müssen.

Otto: Eben. Ist ja offenbar schon so, dass wir Männer zusammenhalten sollten. So wegen der Unsicherheit und allem.

PT: Solidarität als Männerthema?

Friedrich: Ich glaube, gute Kumpels hat jeder. Oder nicht?

Julius: Wie ich schon eingangs sagte, ich spüre da oft eine Kluft zwischen den Männern. Nach meinem Empfinden dreht es sich bei dieser ganzen Kumpelei doch mehr um, na ja, nehmt es mir nicht übel, ich sag's mal, primitive Dinge. Zusammen trinken, Fußball schauen, Sport machen. Aber so ein echter Austausch, ein Gespräch über etwas differenziertere Themen, so wie hier, das scheint mir doch die Ausnahme zu sein.

Otto, Friedrich, Wolf: *reden durcheinander, scheinen nicht einverstanden zu sein*

PT: Meine Herren, nicht alle auf einmal, bitte. Offensichtlich sind einige anderer Meinung als Sie, Julius. Wer möchte als Erster etwas dazu sagen?

Friedrich: Ja, da bin ich nicht einverstanden. Was heißt da primitive Dinge? Was ist denn falsch daran, wenn man Sport macht oder mal einen trinken geht. Sind halt nicht alle Akademiker wie du.

Wolf: Ja, ganz genau. Ich sag dir mal was. Wenn ich nach 'nem langen Arbeitstag noch auf ein Bier in die Kneipe geh, weil meine Chrissie eh nicht zu Hause ist, dann will ich echt nicht über Theater oder über Goethe reden oder was auch immer du meinst. Und ich sag dir noch was. Von einer Kluft, wie du das nennst, merk ich überhaupt nichts, wenn ich mit dem Karli auf ein, zwei Bier bin.

Otto: Ja eben, also primitiv, nee, das is nich primitiv.

Julius: Vielleicht habe ich mich missverständlich ausgedrückt. Das ist schon alles in Ordnung mit den Bieren und dem Abhängen. Und ich selbst rede auch nicht über Goethe, wenn ich mal ausgehe. Ich glaube aber, dass die meisten Männer eben nur und ausschließlich auf diese Weise miteinander kommunizieren. Über echte Probleme wird da nicht gesprochen. Und wenn, dann nur, damit die eigene Meinung bestätigt wird. Kontroverse Diskussionen finden doch eher selten statt.

Wolf: Das stimmt doch nicht!

Sebastian: Ich glaube, was Julius meint, ist, dass wir Männer dazu neigen, uns gewissermaßen im Kreis zu drehen, was bestimmte Themen angeht. Da kann ich ihm schon zustimmen, am schönsten ist es doch, wenn sich in einer Männerrunde alle einig sind. Wenn da einer eine andere Meinung hat, wird er ganz schön niedergemacht. Hab ich auch schon erlebt.

Friedrich: Das kann schon sein. Aber so primitiv, wie der Julius sagt, sind wir echt nicht.

Sebastian: Was du ja noch gesagt hast, Julius, ist das mit der Konkurrenz. Da möchte ich auch noch kurz was dazu sagen. Das finde ich eigentlich mit am Schlimmsten, dass zwischen Männern immer so ein Wettbewerb stattfindet.

Schweigen.

PT: Will keiner was zum Thema Wettbewerb sagen?

Otto: Kommt wahrscheinlich noch aus der Steinzeit, da mussten die sich gegenseitig erschlagen, um den Stamm zu schützen oder so. Ja, oder auch die Kriege. Aber deswegen gibt's ja heute Sport.

Julius: Wir würden jedenfalls gut daran tun, uns weniger aneinander aufzureiben und mehr männliche Solidarität zu wagen.

Schweigen.

PT: Mir scheint, nun ist ein bisschen die Luft raus. Die Diskussion war ja auch sehr lebhaft. Ich habe den Eindruck, dass wir in der ersten Stunde auf Anhieb mehr Themen angesprochen haben, als wir vielleicht alle gedacht hätten. Ein bisschen Zeit ist noch übrig. Soll ich schon mal zusammenfassen, oder hat jemand noch etwas, das er loswerden möchte?

Schweigen.

PT: Also gut, dann …

Sebastian: Ja, okay, ich hätte schon noch was. Es hat ja keinen Sinn, wenn ich das nicht erzähle. Also bei mir ist der Grund, dass ich in die Gruppe gekommen bin, auch so ein Beziehungsproblem.

Wolf: Ja, Beziehungen, das ist das Hauptthema, sag ich doch.

Friedrich: Jetzt lass ihn doch mal ausreden!

Sebastian: Ja, und mein Problem ist anders als deins, Wolf. Also ich bin seit zehn Jahren verheiratet und wir haben zwei Töchter. Hab ich ja am Anfang schon gesagt. Die sind jetzt sieben und drei Jahre alt. Und die sind echt mein ganzes Leben. Wenn ich die nicht hätte, würd's trüb aussehen. Gut. Also das Problem, das ich habe, hat mit meiner Frau zu tun. Da muss ich ein bisschen ausholen.

Wir kennen uns seit zwölf Jahren, also da waren wir Mitte, Ende zwanzig. Und meine Frau, die Isabell, die hat mir anfangs schwer imponiert. Die ist beruflich sehr erfolgreich, sie arbeitet als Patentanwältin in so einer Kanzlei. Außerdem hat sie ein echt südländisches Temperament. Die Mutter ist Spanierin, vielleicht kommt das daher. Und am Anfang war es auch wunderschön mit ihr. Aber seit unsere Große auf der Welt ist, hat sich die Isabell total verändert. Vielleicht hat sie den Stress nicht gepackt, mit Kind und Arbeit. Und dann kam nach drei Jahren unsere Kleine zur Welt. Da wurde es dann noch schlimmer.

Julius: Ja, diese Doppelbelastung, das ist jetzt ja ein großes Thema. Das wäre dann wohl was für eine Frauengruppe.

Sebastian: Das Problem ist, ich bin ja mehr so ein Ruhiger. Und Isabell hat eben seit sieben Jahren mehr und mehr ihre Wutanfälle. Wenn was nicht hinhaut oder die Mädchen sich nicht rechtzeitig fertig machen am Morgen, dann flippt sie aus.

Friedrich: Ja, das kann ich mir schon vorstellen, dass das für dich dann nicht leicht ist. Südländisches Temperament, da wird's ganz schön laut werden, nicht?

Sebastian: Ja, aber das Laute wäre noch nicht mal so schlimm.

Friedrich: Was denn noch?

Sebastian: Also ich sag's jetzt mal, obwohl es mir wirklich nicht leichtfällt. Also wenn Isabell ihre Wutanfälle hat, dann verprügelt sie mich.

Wolf: Wie, sie verprügelt dich? Was heißt das?

Sebastian: Sie schlägt auf mich ein. Sie gibt mir Ohrfeigen, sie boxt mich, sie rammt mir ihren Ellbogen in die Rippen. Manchmal schnappt sie sich irgendeine Zeitschrift und schlägt mit der zu. Aber nicht nur kurz, sie steigert sich richtig rein. Sie schubst mich und wirft mir Sachen an den Kopf. Also nicht verbal, sondern richtig.

Otto: Ja, aber so was gibt's doch gar nicht. Das darf doch nich wahr sein.

Wolf: Ja sag mal, aber wieso wehrst du dich denn nicht!

Sebastian: Ich hab versucht, sie festzuhalten, aber dann schreit sie wie am Spieß, und wenn ich sie loslasse, wird sie noch wilder. Und zurückschlagen kann ich ja wohl nicht. Will ich auch nicht.

Wolf: Mann, das ist echt irre, was du da erzählst. Also deine Frau verprügelt dich. Ich fasse es nicht. Mann, du bist doch stärker als sie. Da musst du doch was machen.

Sebastian: Was soll ich denn machen? Ich sag doch gerade, ich kann nichts tun. Was nutzt es mir denn, dass ich stärker bin? Soll ich auch auf sie einprügeln oder was?

Otto: Ja, also das tät ich mir nich gefallen lassen.

Julius: Das ist jetzt aber wirklich eine verkehrte Welt. Seit wann verprügeln Frauen denn ihre Männer? Umgekehrt ja, das kennt man ja. Also, das geht natürlich auch nicht, aber so was …

Sebastian: Wenn der ganze Anfall vorbei ist, entschuldigt sich Isabell manchmal. Aber nicht immer, ab und an ist sie auch noch tagelang distanziert. So, als hätte ich ihr etwas angetan und nicht umgekehrt. Ich weiß echt nicht, was ich machen soll. Ich hab's immer wieder angesprochen, aber sie lässt sich da auf kein Gespräch ein. Sie meint »ja, okay, das ist nicht in Ordnung und es tut mir leid«, aber das war's dann auch. Ich hab ihr schon gesagt, sie soll mal eine Therapie machen oder so, aber da ist sie wieder ausgerastet und hat gemeint, ich würde sie wohl für verrückt halten.

Wolf: Also, ganz ehrlich, bei so einer würd ich nicht bleiben. Das geht ja nun gar nicht, eine Frau kann doch nicht ihren Mann verprügeln. So was hab ich echt noch nie gehört.

Sebastian: Ja, du hast leicht reden. Ich kann doch nicht einfach gehen, ich hab doch zwei Töchter. Erstens will ich mich nicht von ihnen trennen und zweitens hab ich Angst, dass die Mädchen dann alles abkriegen, wenn ich nicht mehr da bin.

Wolf: Ja, aber ...

Sebastian *beginnt zu weinen.*

Wolf: Hey, Mann, klar, das ist 'ne saublöde Geschichte ...

Otto: Also so was ...

Friedrich: Na ja, da ist jetzt schon guter Rat teuer.

PT *wirft Sebastian ein Päckchen Taschentücher zu*: Also zunächst mal finde ich das eine sehr mutige Entscheidung von Ihnen, das gleich in der ersten Stunde anzusprechen, Sebastian. Ich glaube, das ist auch ein Kompliment an die ganze Gruppe, dass hier offenbar trotz der kontroversen Diskussionen so viel Vertrauen herrscht, dass man auch über nicht so einfache Themen sprechen kann.

Sebastian: Ja, ich weiß auch nicht, das musste jetzt einfach raus. Wenn ich da noch bis nächste Woche gewartet hätte … also mich zerreißt das irgendwie. Ich weiß echt nicht, was ich machen soll.

Otto: So kann das wirklich nicht weitergehen. Aber auf Anhieb fällt mir jetzt in der Situation auch nichts ein.

PT: Sie sollten wissen, dass Sebastian dieses Thema schon lange in seiner Einzeltherapie bespricht. Wie gesagt, fand ich es sehr mutig, dass er sich entschlossen hat, damit auch in die Gruppe zu gehen.

Zustimmendes Gemurmel.

Wolf *klopft Sebastian kräftig aufs Knie, dann auf die Schulter*: Hey, Mann, komm.

Friedrich: Ja, da wird uns schon noch was einfallen. Aber so was, also echt jetzt …

Julius: Da bin ich auch sprachlos.

Sebastian: Ja, hab mich jetzt auch schon wieder beruhigt.

Das ist halt nicht so einfach, das Ganze. Und ich hab mir erst gedacht, in eine Gruppe, die »Männerthemen« heißt, da passt das gar nicht rein. Aber vielleicht ja doch.

Julius: Offensichtlich gehört das doch hierher.

Wolf: Ja, ich weiß auch nicht, ob das jetzt ein Männerthema ist.

Friedrich: Muss wohl, er ist ja ein Mann, oder?

Stille.

PT: Also ich denke, heute kann ich auf eine Zusammenfassung verzichten. Ich würde vorschlagen, wir lassen das jetzt so stehen und vertagen uns auf nächste Woche, wenn das für alle in Ordnung ist. Sebastian, wie schaut's bei Ihnen aus?

Sebastian: Passt alles, danke. Ich dreh jetzt noch ein paar Runden um den Block, dann geht's wieder.

PT: Gut, dann sehen wir uns in einer Woche wieder. Ich danke ich Ihnen allen für die erste Stunde »Männerthemen«.

Ich danke

meinen Patientinnen und Patienten für die Erfahrung, dass es bei aller diagnostischen Einordnung kein Leben gibt, das dem anderen gleicht.

Meiner Agentin Rose Bienia danke ich für die wieder einmal zielsichere und ultraschnelle Vermittlung meiner Buchidee.

Ebenso möchte ich dem Ullstein Verlag danken, hier vor allem meiner Lektorin Ulrike von Stenglin, die mich stets in gelassener und positiver Weise unterstützt hat. Ihr und ihren Kolleginnen und Kollegen danke ich auch für den Clip zur Zebrafrau, der mir gezeigt hat, dass sich auch die Protagonisten meiner Geschichten im Verlag angenommen fühlen dürfen.

Frau Alice Huth gebührt mein Dank für ihr überaus aufmerksames Lektorat und die ernüchternde Erkenntnis, dass David Bowie nur 1,78 m groß ist.

Vor allem aber danke ich Irina, die sich die Pläne zu diesem Buch schon seit Jahren geduldig angehört hat, die wie immer meine Erstleserin und -korrektorin war und ohne deren Ermunterung und Unterstützung diese Geschichten nie geschrieben worden wären.

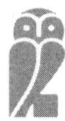

Wollen Sie
mehr von den
Ullstein Buchverlagen
lesen?

Erhalten Sie jetzt regelmäßig
den Ullstein-Newsletter
mit spannenden Leseempfehlungen,
aktuellen Infos zu Autoren und
exklusiven Gewinnspielen.

www.ullstein-buchverlage.de/newsletter

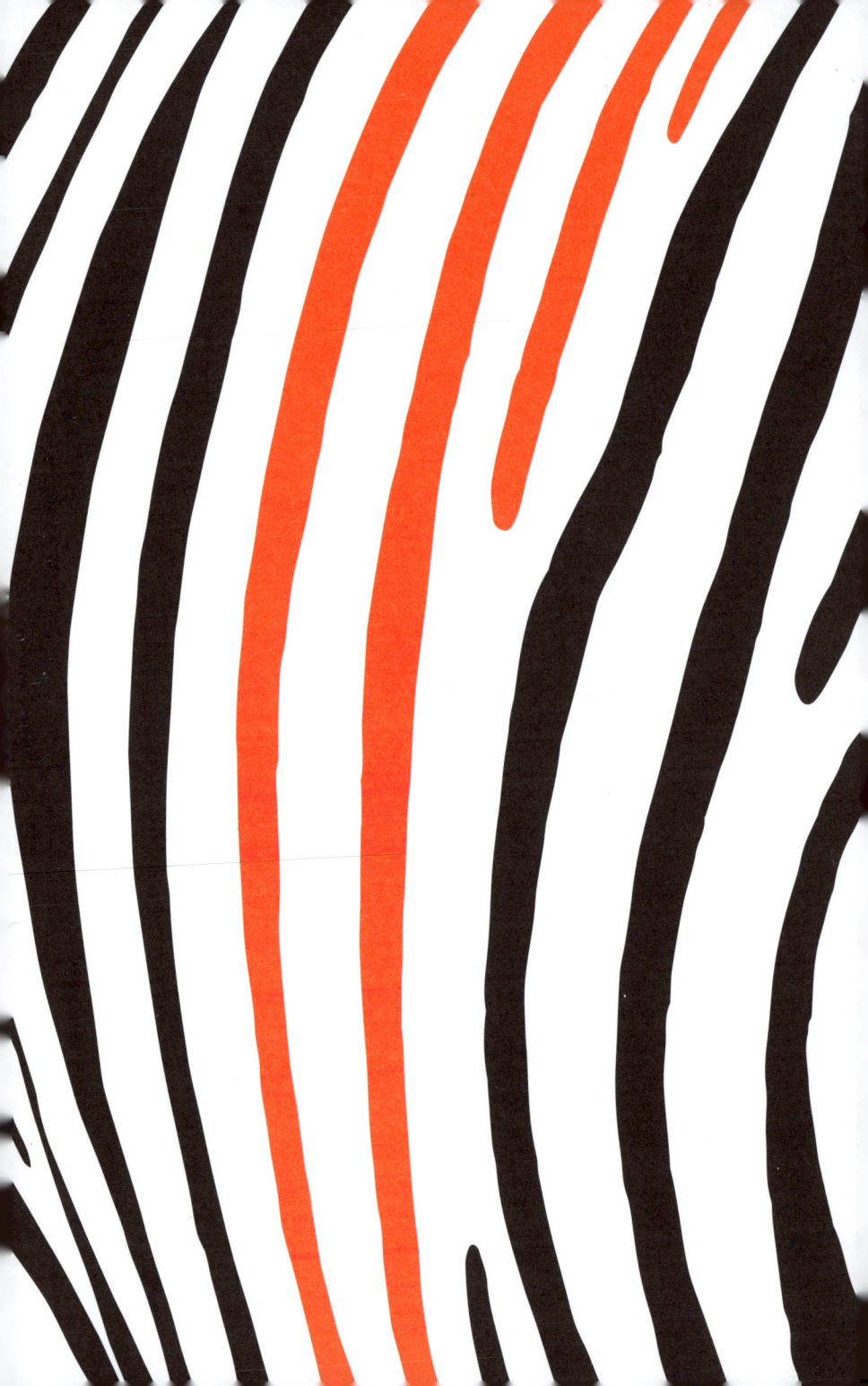